Hefte zur Unfallheilkunde
Beihefte zur Zeitschrift „Der Unfallchirurg"

Herausgegeben von:
J. Rehn, L. Schweiberer und H. Tscherne

208

M. Forgon   G. Zadravecz

Die Kalkaneus-fraktur

Mit 95 Abbildungen und 11 Tabellen

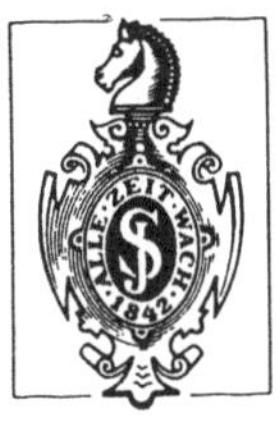

Springer-Verlag
Berlin Heidelberg New York
London Paris Tokyo Hong Kong

Reihenherausgeber

Professor Dr. Jörg Rehn
Mauracher Straße 15, D-7809 Denzlingen

Professor Dr. Leonhard Schweiberer
Direktor der Chirurgischen Universitätsklinik München-Innenstadt
Nußbaumstraße 20, D-8000 München 2

Professor Dr. Harald Tscherne
Medizinische Hochschule, Unfallchirurgische Klinik
Konstanty-Gutschow-Straße 8, D-3000 Hannover 61

Autoren

Professor Dr. Mihály Forgon
Dr. György Zadravecz

Traumatologische Abteilung, Chirurg. Universitätsklinik
Ifjúság útja 13, H-7623 Pécs

ISBN-13:978-3-540-51793-1   e-ISBN-13:978-3-642-83983-2
DOI: 10.1007/978-3-642-83983-2

CIP-Kurztitelaufnahme der Deutschen Bibliothek.
Forgon, Mihály:
Die Kalkaneusfraktur / M. Forgon ; G. Zadravecz. – Berlin ; Heidelberg ; New York ; London ; Paris ; Tokyo ;
Hong Kong : Springer, 1990
  (Hefte zur Unfallheilkunde ; 208)
  ISBN-13:978-3-540-51793-1

NE: Zadravecz, György:; GT

Gesamtherstellung: Ernst Kieser GmbH, 8902 Neusäß
2124/3140-543210 – Gedruckt auf säurefreiem Papier

Vorwort

Die dislozierte Fersenbeinfraktur gehört nicht zu den Frakturen, deren Versorgung einfach ist. Die Heilerfolge sind weltweit nur als zufriedenstellend oder höchstens annehmbar zu bezeichnen. Über die Therapie der Fraktur gibt es die unterschiedlichsten Meinungen. Von großen operativen Freilegungen bis hin zum vollkommenen Nihilismus findet man die verschiedensten Vorschläge in der Literatur, ohne daß sich eine Behandlungsform wirklich durchgesetzt hätte. Selbst in der Frage der Ruhigstellung sind die Meinungsverschiedenheiten groß.

In diesem Buch nehmen wir zu einem Repositions-Retentions-Verfahren Stellung, mit welchem versucht wird, bei möglichst geringem Operationsrisiko eine möglichst genaue Reposition und zuverlässige Retention zu erreichen. Dabei kamen zahlreiche Probleme der Fersenbeinfraktur ans Licht, die mit reichhaltigem Bildmaterial illustriert, eingehend behandelt werden.

An dieser Stelle möchten wir all denen unseren Dank aussprechen, die uns bei der Zusammenstellung des Buches geholfen haben.

Unser besonderer Dank gilt dem Springer-Verlag für die großzügige Ausstattung des Buches.

Pécs, im Januar 1990

M. FORGON
G. ZADRAVECZ

Inhaltsverzeichnis

VIII

Einleitung

Es ist noch nicht lange her, daß die angelsächsische Fachliteratur die Schenkelhalsfraktur als „unsolved fracture" bezeichnet hat, diese Bezeichnung traf aber auch auf die Fersenbeinfrakturen zu. Die Kalkaneusfraktur ist tatsächlich ein schwieriger, „problematischer" Bruch, wobei die Heilerfolge auch heute noch nicht als gut bezeichnet werden können. So vielfältig die Frakturformen sind, so zahlreich sind auch die Behandlungsmethoden, und so entgegengesetzt sind die Ansichten darüber.

Mit diesem Beitrag wollen wir einen Überblick über die Problematik der Fersenbeinfrakturen geben.

Wir möchten erreichen, daß der Leser in Kenntnis der anatomischen und mechanischen Charakteristika des Kalkaneus den Entstehungsmechanismus der Fraktur näher kennenlernt. Auch geben wir einen Überblick über die röntgendiagnostischen Methoden, denn die Reposition kann nur dann erfolgreich sein, wenn man nicht nur in einer Dimension denkt, sondern sich die Fraktur auch im Raum vorstellen kann. Die mannigfaltigen Formen der Fersenbeinfrakturen machen eine Einteilung ziemlich schwer. Unsere Klassifikation auf der Grundlage des Pathomechanismus der Fraktur erleichtert gleichzeitig die entsprechende Wahl unter den möglichen Therapiemethoden.

Von größter Bedeutung bei der Bruchbehandlung ist die genaue Reposition und die zuverlässige Ruhigstellung der Fraktur während des ganzen Heilungsprozesses, und zwar besonders bei groben Trümmerfrakturen des Fersenbeines mit Dislokation; gerade bei dieser Fraktur ist sowohl die Reposition als auch die Retention schwierig. Von der Stabilisierung der Fraktur muß man aber auch erwarten können, daß sie eine frühe Mobilisation ohne die Gefahr der Redislokation der Fragmente ermöglicht. Es muß also eine innere Fixation benutzt werden, die bewegungsstabil ist.

Mit unseren eigenen Behandlungsmethoden ist es uns gelungen, die Heilerfolge bei den Frakturen des Fersenbeines mit großer Dislokation, die die schlechtesten Ergebnisse zeigen, zu verbessern bzw. einen großen Teil der posttraumatischen Beschwerden zu mindern.

Veränderungen, die nach der Bruchheilung die Quelle von Beschwerden sein können, werden differentialdiagnostisch besprochen, um sie der richtigen Behandlung näherzubringen.

Wenn wir die Ergebnisse bewerten, die wir mit unserem Repositions- und Retentionsverfahren erreichten, scheint es, daß die Behandlungsergebnisse dieser so „problematischen" Fraktur mit einwandfreier Reposition und durch zuverlässige Frakturfixation verbessert werden können.

Anatomie der Ferse

Wir setzen voraus, daß der Leser mit der Anatomie des Kalkaneus vertraut ist und befassen uns in diesem Abschnitt nur mit den anatomischen Eigenheiten, die für die Frakturbehandlung wichtig sind. Einige grundlegende anatomische Begriffe sind jedoch auch in Abb. 1 zu finden.

Der Kalkaneus ist ein Knochen von unregelmäßiger Form, der sich mit keiner geometrischen Figur vergleichen läßt. Seine Kortikalis ist stellenweise sehr dünn, stellenweise sehr stark. Unter der Facies articularis posterior befindet sich z. B. eine ca. 1 cm breite, stärker kondensierte Knochensubstanz, die Destot [54] als Thalamus calcanei bezeichnet hat. An anderen Stellen dagegen, z. B. an der lateralen Seite des Fersenbeinkörpers, ist die Kortikalis sehr schwach; dies ist auf sog. Strukturröntgenaufnahmen sehr gut zu erkennen (Abb. 2a, 3a, 4a).

Noch ausdrucksvoller lassen sich diese schwachen bzw. starken Teile darstellen, wenn man von den Segmentröntgenaufnahmen Bilder nach dem Prinzip der Verhärtungsmethode anfertigt. Auf diesen „harten" Aufnahmen sind die Konturen der schwächeren Teile betont (s. Abb. 2b, 3b, 4b).

Die Trabekularstruktur des Fersenbeines ist entsprechend den Zug- und Druckkräften ausgebildet. Etwas lateral vom Sulcus calcanei, gibt es jedoch ein für die normale Belastung indifferentes, fast dreieckiges Gebiet, in welchem die Spongiosabalken schwach ausgebildet sind (Abb. 2a, b). Dieses Gebiet wurde „Trigonum calcis" [47], „pseudocyst triangle" [17], und „neutral triangle" genannt [89]. Die letzte Bezeichnung weist darauf hin, daß der Kalkaneus bei physiologischer Belastung hier weniger belastet ist. Die Trabekularstruktur des Kalkaneus läßt sich auch sehr gut mit sog. Strukturröntgenaufnahmen von entsprechenden Segmenten eines Präparates darstellen (Abb. 2–4). Auf den verhärteten Aufnahmen zeigen die leer scheinenden Teile direkt die Stelle, an welchen bei vertikaler Belastung ein Einbruch zu erwarten ist. Bei der Behandlung des mechanischen Teiles stellt sich aber heraus, daß sich die vertikale Belastung nicht in der Längsachse des Kalkaneus auswirkt, sondern entlang einer Ebene durch Sustentaculum und Tuber calcanei, da die Längsachsen von Talus und Kalkaneus im Winkel von 25–30° zueinander stehen (Abb. 5).

Eine wichtige Rolle bei der Fraktur spielen die kurzen Bänder, die den Kalkaneus mit den umliegenden Knochen, dem Talus, dem os naviculare und dem Os cuboideum verbinden. Diese kurzen, aber sehr starken Bänder reißen nur schwer, eher bricht der Knochen. Besondere Bedeutung hat das zweiteilige außerordentlich starke Lig. calcaneum interosseum, das den Sinus tarsi ausfüllt und eine sehr feste Verbindung zwischen Talus und Kalcaneus schafft. In Abb. 6 ist schematisch dargestellt, daß die vordere Fläche des Kalkaneus stärkere Bandverbindungen zu den benachbarten Knochen besitzt als der hintere Teil, der vom Bandsystem weniger bedeckt ist. Dies könnte u. a. auch ein Grund dafür sein, daß die Hauptbruchebenen meist entlang dieser Linie und in der Regel dabei auch durch das hintere Talokalkanealgelenk verlaufen.

An der Medialseite ist die unter dem Sustentaculum zur Fußsohle ziehende Sehne des sehr starken M. flexor hallucis longus zu erwähnen, die das Sustentaculum bügelförmig hält. An der gleichen Stelle, aber etwas proximaler, zwischen Sustentaculum und innerem Knöchel, verlaufen die Sehnen des M. flexor digitorum longus und des M. tibialis posterior sowie die hier zur Sohle umbiegenden Gefäß- und Nervenstränge, A. und V. tibialis posterior und N. tibialis. Diese bilden vom Lig. deltoideum überdacht den „Tarsaltunnel". Bei Fersenbeinfrakturen ist dieses Gebiet selten betroffen.

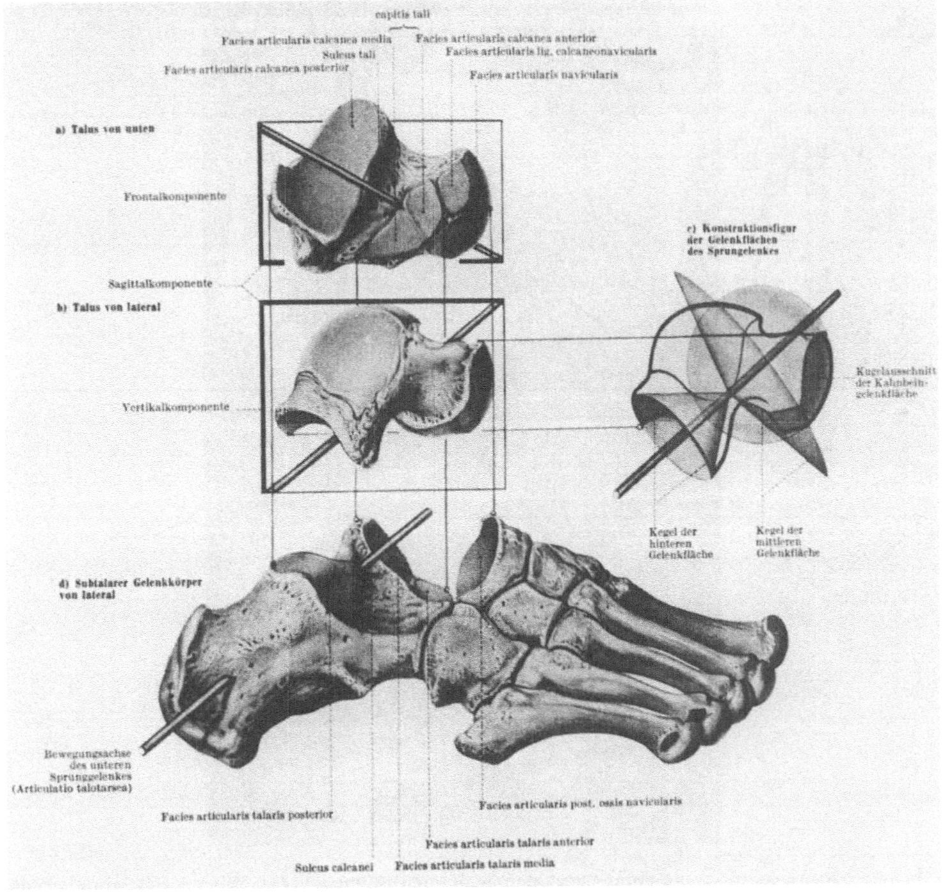

Abb. 1. Darstellung der wichtigsten anatomischen Begriffe. Weder die Führungsachse des Kalkaneus noch die des Talus stimmt mit der Längsachse des Fußes überein, sondern beide Knochen bilden in beiden Dimensionen mit dieser einen Winkel. (Aus Lanz u. Wachsmuth [122]

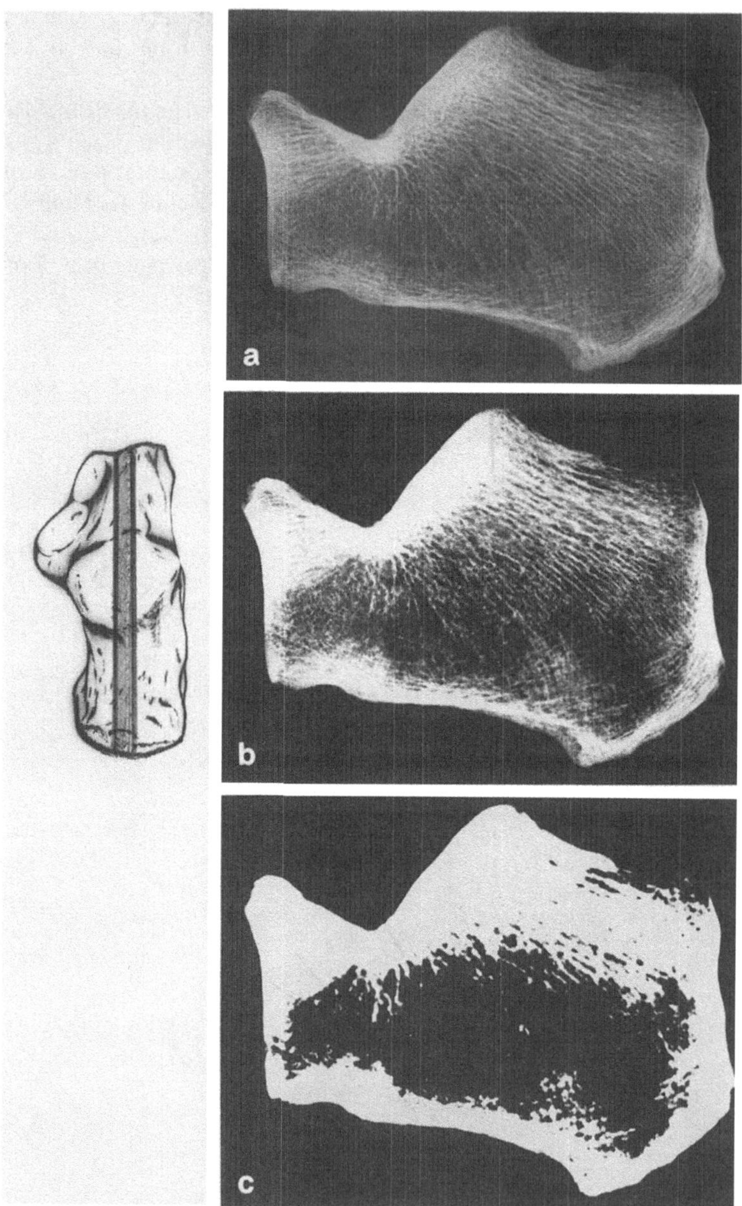

Abb. 2 a – c. Röntgenaufnahme eines vertikalen Kalkaneussegmentes **(a)**. Wird die Originalaufnahme mit der aus der Amateurphotographie bekannten Verhärtungsmethode mehrmals kopiert, so verschwinden die schwächeren Trabekularteile, die stärkeren Konturen verstärken sich aber. So werden die mechanisch schwächeren und stärkeren Teile betont dargestellt **(b, c)**

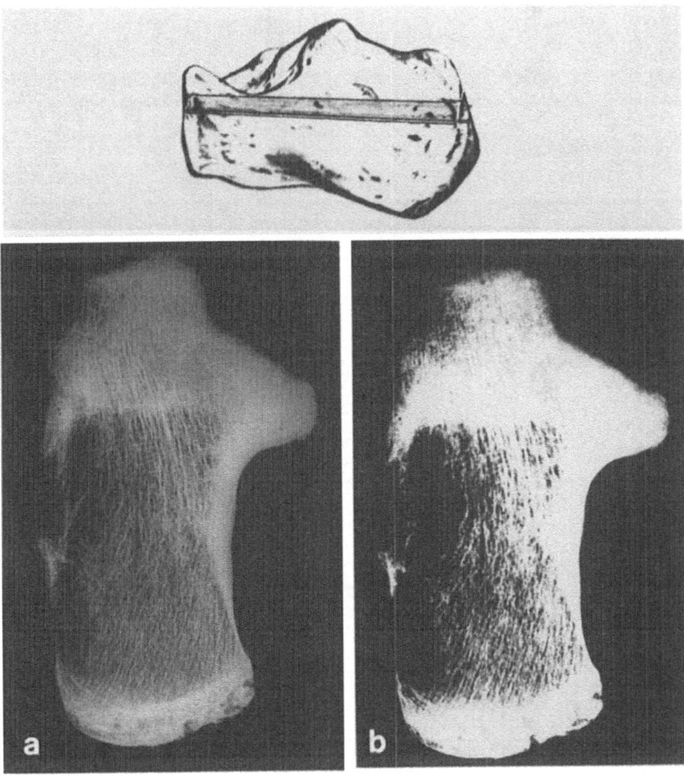

Abb. 3 a, b. Horizontales Kalkaneussegment. Es fällt auf, daß sich lateral ein schwächeres Gebiet befindet. Spongiosastruktur und Kortikalis sind in diesem Gebiet gleich schwach („Trigonum calcis"). Medial ist dagegen die Kortikalis stark

Um so wichtiger ist die laterale Seite des Fersenbeines, an der eng anliegend die beiden Peronäussehnen (Sehne des M. peronaeus longus und brevis) in einer gemeinsamen Sehnenscheide verlaufen. Dicke starke Bänder (Retinaculum peronaeorum) verhindern die Luxation der Sehnen vor dem äußeren Knöchel. Bei Fersenbeinfrakturen können der verbreiterte Kalkaneus und die ausgebrochenen Fragmente der lateralen Kortikalis die Sehnenscheide der Peronäussehnen verletzen, irritieren und so zur Tenosynovitis führen, der in der Fachliteratur als „Seitenplattensyndrom" bekannt ist [230].

In bezug auf die Repositionsschwierigkeiten ist zu erwähnen, daß die Achillessehne, die am Tuber calcanei ansetzt, einen sehr starken Zug auf den hinteren Teil des Kalkaneus ausübt. Nach Messungen von Lanz u. Wachsmuth [122] beträgt diese Zugkraft bei jedem Schritt 25 kg. Auch für die Verflachung des Tubergelenkwinkels nach Kalkaneusfraktur ist sie verantwortlich.

Aus der Sicht der strukturellen Anatomie ist noch das Fersenkissen um den Tuber calcanei zu erwähnen, das als echtes Kissen funktioniert und die Ferse beim Gehen im Augenblick des Aufsetzens abfedert. Histologisch handelt es sich um eine Fettschicht in

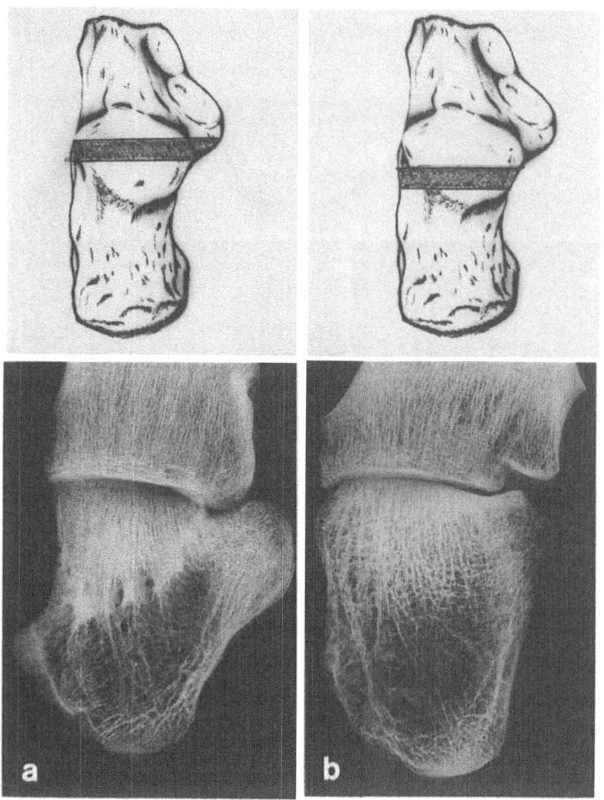

Abb. 4 a, b. Röntgenaufnahme von 2 Segmenten, die durch die Facies articularis posterior gehen. Es ist besonders gut dargestellt, wie stark die Trabekularstruktur unter der Gelenkfläche ist („Thalamus tali")

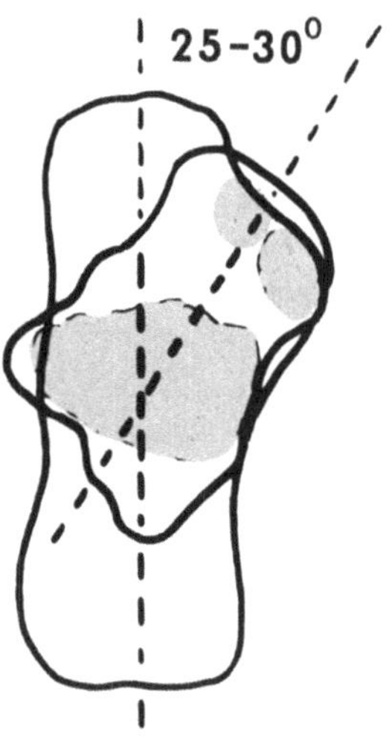

Abb. 5. Die Längsachsen von Talus und Kalkaneus umschließen einen Winkel von ca. 25–30°

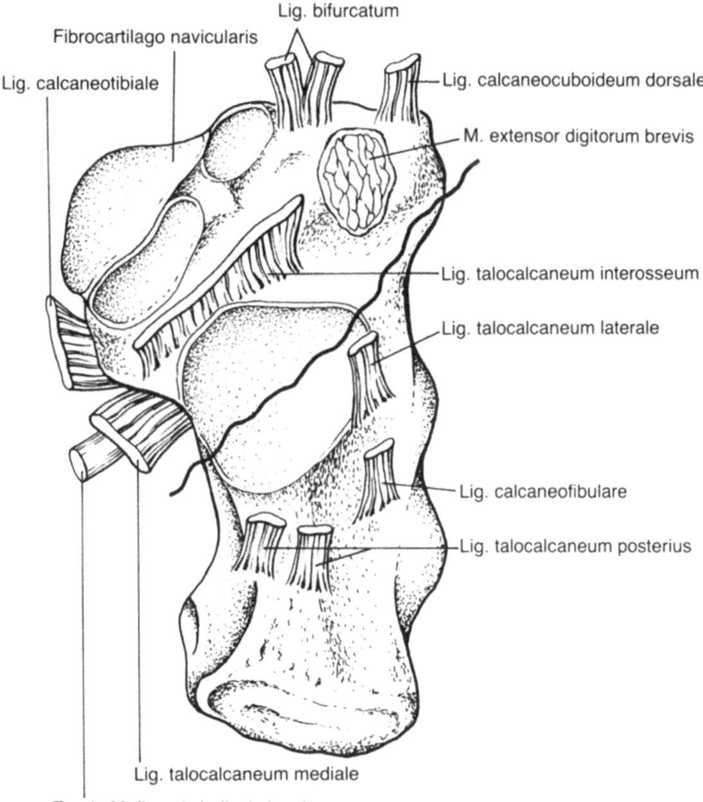

Abb. 6. Der größere Teil des starken Bandsystems zwischen Talus und Kalkaneus ist am vorderen Teil zu finden. Der hintere Teil ist nur schwächer mit Bändern an den Talus gebunden. Das ist auch ein Grund dafür, daß die Bruchebene aus dieser Richtung schräg verläuft (die 2 Teile sind durch eine *Wellenlinie* voneinander getrennt)

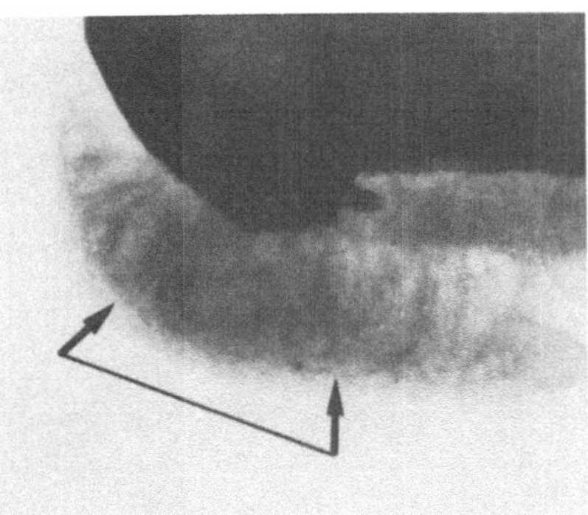

Abb. 7. Die Struktur des Fersenkissens auf einer weichen Aufnahme der Ferse

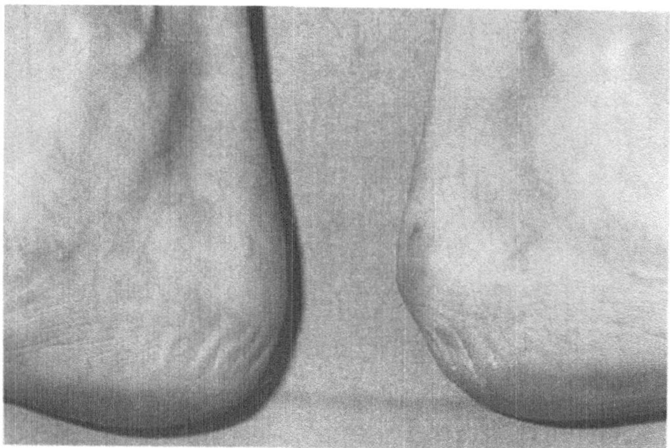

Abb. 8. Bei einem unserer Patienten mit Kalkaneusfraktur war das ganze Fersenkissen abgerissen und nach distal verrutscht

starken Bindegewebefächern („fibroelastic adipose tissue") [118], die ihren Zweck außerordentlich gut erfüllt (Abb. 7). Bei einer Fersenbeinfraktur können auch diese Fächer verletzt sein, Vernarbungen führen dann später zu Beschwerden. In einem Fall haben wir auch gesehen, daß nach einer groben Trümmerfraktur des Kalkaneus das ganze Fersenkissen nach distal gerutscht war (Abb. 8).

Funktionelle Anatomie des unteren Sprunggelenkes

Das untere Sprunggelenk (Articulatio talotarsea) ist eines der wichtigsten Fußgelenke. Hier erfolgen die zwar nicht großen, aber beim Gehen äußerst wichtigen Bewegungen, die den Fuß befähigen, sich den Unebenheiten des Bodens anzupassen. Diese Bewegung geschieht in einem komplizierten Gelenksystem, dessen Hauptgelenk die Articulatio talocalcanea posterior ist. Bei den Fersenbeinfrakturen hat dieses Gelenk die größte Bedeutung; es wird in der deutschen Fachliteratur häufig als „hintere Tragplatte" bezeichnet.

Der andere Teil des Talotarsalgelenkes, die Articulatio talocalcaneonavicularis, setzt sich aus 3 Gelenken zusammen: der Articulatio talocalcanea media et anterior (kleinere Gelenke) und aus der Articulatio talonavicularis. Diese 3 Gelenke bilden in ihrer Gesamtheit ein Kugelgelenk. Da eine feste fibröse Verbindung zwischen diesem Teil des Fersenbeines und dem Os cuboideum besteht und die Sehne des M. flexor hallucis longus unter dem Sustentaculum verläuft, dieses stützt und schützt, kommt es bei Fersenbeinfrakturen an dieser Stelle selten zu großen Dislokationen.

Die Führungsachse des unteren Sprunggelenkes (Articulatio talotarsea) ist eine solche fiktive Gerade, die von der medialen Seite des Talushalses ausgeht, das hintere Talokalkanealgelenk berührt, aber etwas vor ihm und nach hinten herauskommt (s. Abb. 1).

Inman [104] bestimmte den Verlauf der Führungsachse an 46 Leichenfüßen mit optischen Messungen und fand, daß diese Achse mit der Ebene der Fußsohle einen Winkel von 42° (+9°) und mit der Horizontalebene in der Mittellinie des Fußes einen Winkel von 23° (±11°) bildet (Abb. 9).

Die Rotationsbewegungen zwischen Talus und Kalkaneus, die Position und die Supination, finden um diese schräge Achse statt; es handelt sich um kombinierte Bewegungen: Bei der Pronation hebt sich der äußere Fußrand, der innere sinkt (Eversion), der Vorfuß knickt nach lateral (Abductio). Bei der Supination hebt sich der innere Fußrand, der äußere sinkt (Inversion), und der Vorfuß knickt nach medial (Adductio).

Diese Bewegungen werden noch dadurch kompliziert, daß sich der Talus bei den Rotationsbewegungen zwischen Talus und Kalkaneus auch in Richtung der Längsachse bewegt. Zu dieser longitudinalen Bewegung kommt es, da die hintere Gelenkfläche des Kalkaneus im Verhältnis zur Führungsachse gewindeförmig ansteigt [142]. Der Gewindeanstieg der „Schraube" ist beträchtlich. Bei einer Pronation von 10° kann sich der Talus bei fixierter Ferse bis zu 1,5 cm nach vorn bewegen (Abb. 10).

Mit der schraubenförmigen Bewegung des Talus überträgt sich die Bewegung des unteren Sprunggelenkes auch teilweise auf das obere Sprunggelenk, da das Lig. calcaneofibulare beide Gelenke überbrückt. Bei der Pronation muß sich der „im Gewinde" vorschraubende Talus auch der Fibulaspitze gegenüber verschieben, da dieses Band den äußeren Knöchel zum Kalkaneus fixiert.

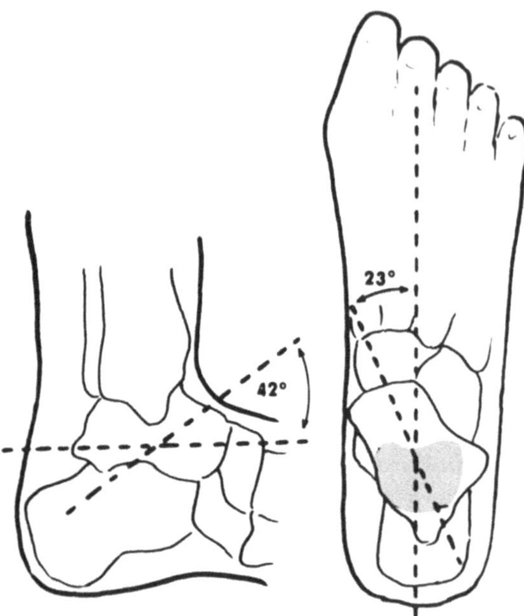

Abb. 9. Die Führungsachse des Kalkaneus umschließt mit der Ebene der Fußsohle einen Winkel von ca. 42°, in der Horizontalebene mit der Längsachse des Fußes einen Winkel von ca. 23°. (Nach Inman [104])

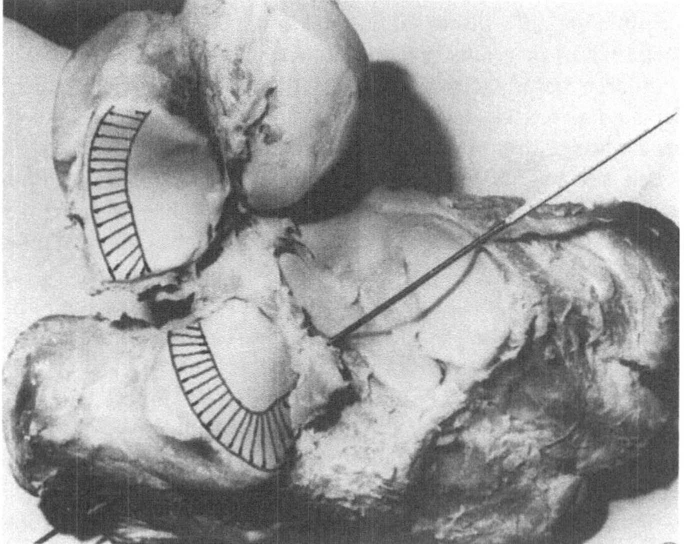

Abb. 10. Bei Rotationsbewegungen zwischen Talus und Kalkaneus verschiebt sich der Talus auch in der Längsachse des Fußes, da die hintere Gelenkfläche im Verhältnis zur Führungsachse schraubenförmig ansteigt. Bei einer Pronation von 10° kann der Talus bis zu 1 cm nach vorn gleiten

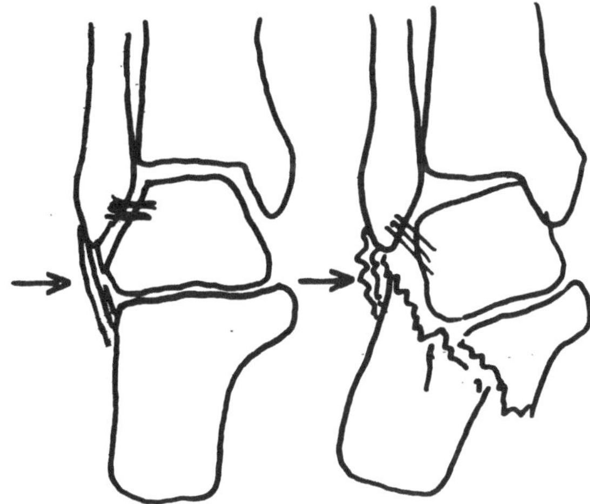

Abb. 11. Bei der Fraktur disloziert sich das hintere laterale Kalkaneusfragment am äußeren Knöchel, gemessen meistens in Valgusrichtung, das Lig. calcaneofibulare wird relativ länger bzw. locker. Der Talus kann unbehindert in Varusstellung kippen

Das Lig. calcaneofibulare verbindet also 2 separate Gelenke zu einer strukturellen Einheit. Auf die besondere Bedeutung des Lig. calcaneofibulare weist ein radiologisches Symptom hin, das man manchmal bei Kalkaneusfrakturen mit starker Dislokation sehen kann. Beim Repositionsmanöver fällt auf, daß der Talus manchmal in Supinationsrichtung umkippt (Abb. 11) oder von vornherein subluxiert ist, und man könnte annehmen, daß auch das Bandsystem des äußeren Knöchels verletzt ist. Dieses Phänomen wird wie folgt erklärt: Bei der Fraktur wird der hintere laterale Teil des Kalkaneus im Verhältnis zum äußeren Knöchel in Valgusrichtung disloziert. Deshalb ist das Lig. calcaneofibulare relativ verlängert bzw. gelockert und der Talus kann im oberen Sprunggelenk ungehindert in Varusstellung kippen (Abb. 11).

Diagnostik

Klinische Diagnostik

Das Erkennen der Fersenbeinfraktur aufgrund klinischer Symptome bereitet in der Regel keine Schwierigkeiten. In der Anamnese wird meist ein Sturz aus großer Höhe angegeben, evtl. eine Explosion. Die Ferse ist verbreitert (Abb. 12), schmerzhaft, der Patient kann nicht auftreten. Der Fuß steht in leichter Equinusposition. Stunden später erscheint das Hämatom unter der Haut als blauer Fleck (Abb. 13), besonders unter den Knöcheln. Nach kurzer Zeit tritt ein Ödem nicht nur an der Ferse, sondern auch um die Knöchel auf. Bei nichtdislozierten Frakturen, Randfrakturen, können das Knöchelödem und die auch zum Knöchel austrahlenden Schmerzen bei einem weniger Geübten den Verdacht auf einen Knöchelbruch lenken. Deshalb wurden zahlreiche Fersenbeinfrakturen mit der Diagnose „Verdacht auf Distorsion des Knöchels" in unsere Klinik eingewiesen, da die Röntgenaufnahmen der Knöchelgabel negativ waren.

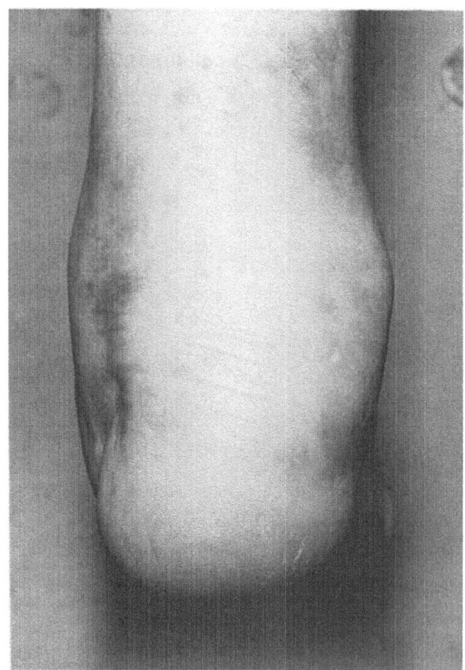

Abb. 12. Die Ferse verbreitert sich bei der Kalkaneusfraktur

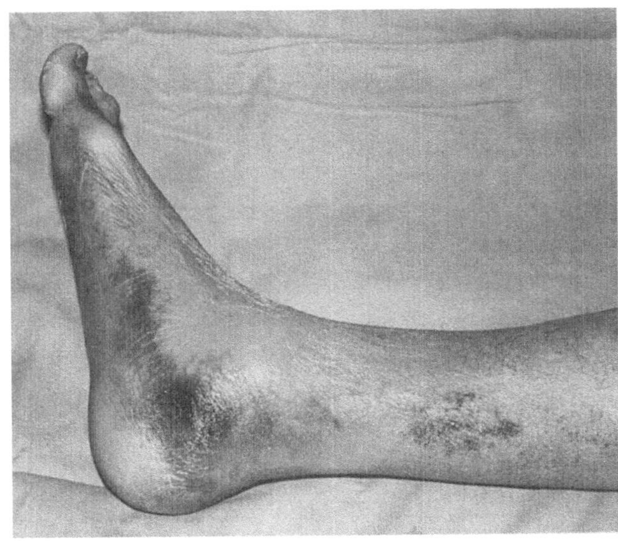

Abb. 13. Einige Stunden nach der Verletzung erscheint, besonders um die Knöchel das Hämatom unter der Haut

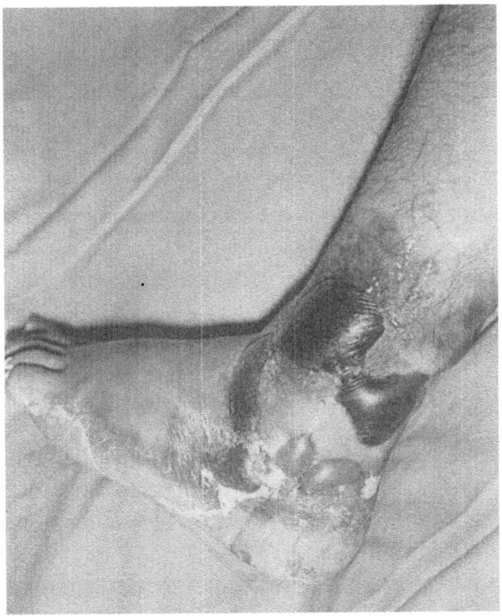

Abb. 14. Blasenbildungen der Haut sind eine häufige Komplikation nach groben Frakturen des Kalkaneus, wenn der Bruch nicht rechtzeitig reponiert wird. Der Grund ist die verminderte Blutversorgung der Haut durch den Druck der dislozierten Fragmente

14

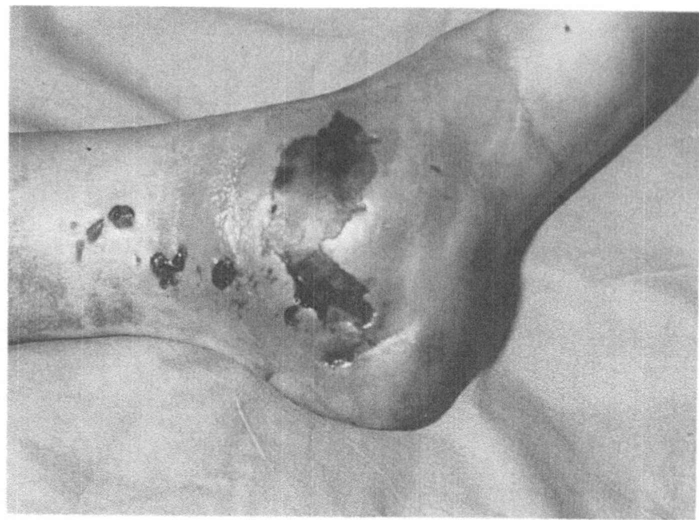

Abb. 15. Wird nicht rechtzeitig reponiert, kann es zu umschriebenen Hautnekrosen kommen

Bei großen Dislokationen oder schweren Trümmerfrakturen sieht man nach Stunden charakteristische Blasenbildungen zu beiden Seiten der Ferse (Abb. 14). Die dislozierte Fraktur oder das Hämatom komprimiert die Fersenhaut von innen, ihre Blutversorgung wird geschädigt, und zwischen den oberen Hautschichten bilden sich Blasen, da sich zwischen dem Stratum corneum und dem Corium ein Serom ansammelt. Bei groben Quetschungen kann es auch zu kleineren Hautnekrosen kommen (Abb. 15). Die Blasenbildung ist sehr unerwünscht, da der Blaseninhalt anfangs zwar steril ist, später nach Eröffnung aber nicht mehr als solcher angesehen werden kann und so jeglichen geplanten Eingriff verzögert. Schon deshalb sollte die Kalkaneusfraktur sobald wie möglich reponiert werden, um so auch der Blasenbildung vorzubeugen.

Röntgendiagnostik

Der Grundpfeiler der Frakturdiagnostik ist auch bei den Fersenbeinbrüchen die Röntgenaufnahme. Nur mit Hilfe von Röntgenaufnahmen in mehreren Ebenen kann man sich den Verlauf der Fraktur dreidimensional vorstellen, was für die Bruchversorgung unerläßlich ist.

Wir erörtern die Technik der Röntgenaufnahmen, die beim Verdacht auf Fersenbeinfraktur anzufertigen sind, der Reihe nach und gehen auf die Vorteile und Mängel der einzelnen Aufnahmen ein.

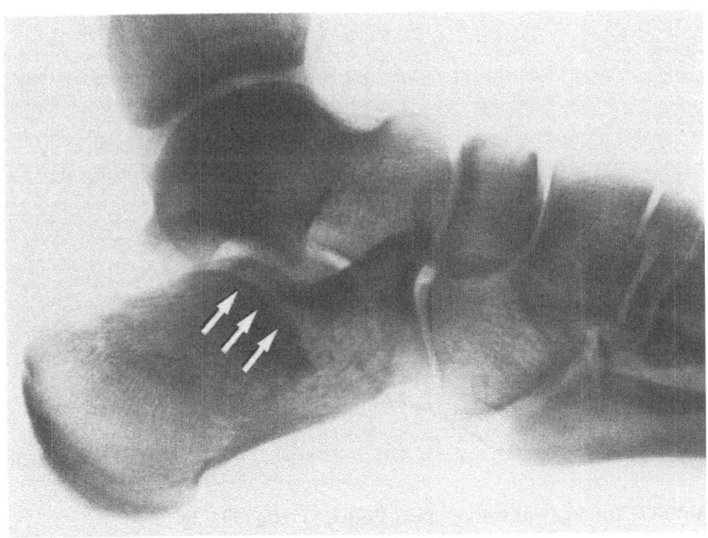

Abb. 16. Schon die Seitenaufnahmen können andeuten, daß es sich um einen dislozierten Gelenkbruch handelt, wenn die Facies articularis posterior eine halbmondförmige Doppelkontur gibt

Mediolaterale Seitenaufnahme

Diese Übersichtsaufnahme der Fersenbeinfraktur muß in jedem Fall angefertigt werden. Sie sagt viel über die Fraktur aus. Aufgrund einer einzigen Aufnahme kann man sich allerdings noch nicht im Raum orientieren. Auf einer mediolateralen Seitenaufnahme ist die Fraktur im Gebiet des Tuber calcanei gut dargestellt; auf gut exponierten Aufnahmen ist auch die Fraktur der hinteren Gelenkfläche zu sehen. An der imprimierten halbmondförmigen Projektion des Thalamus ist zu erkennen, daß es sich um eine Gelenkfraktur handelt (Abb. 16), sie sagt aber nicht viel über deren Ausmaß aus (Abb. 75). Zur Feststellung des Ausmaßes der Dislokation wird von mehreren Autoren empfohlen, Hilfslinien auf den Seitenaufnahmen zu ziehen [30, 221]. Die von Böhler [19] empfohlene Feststellung des Tubergelenkwinkels ist am meisten verbreitet. Man zieht eine Linie, die den höchsten Punkt der vorderen oberen Gelenkskante mit dem höchsten Punkt der hinteren Gelenkfläche verbindet; eine 2. Linie verläuft entlang der oberen Fläche des Tuber calcanei. Diese 2 Linien umschließen einen Winkel von 30–35° („Böhler-Winkel"). Dieser Winkel ist leicht zu messen und sogar mit dem Auge gut abzuschätzen (Abb. 17). Nach Fersenbeinbrüchen wird dieser Winkel kleiner, er kann sogar null oder negativ sein (Abb. 18). Mit diesem Winkel glaubt Böhler, ein Maß für die Art und Schwere des Bruches gefunden zu haben.

Es ist unzweifelhaft, daß der Tubergelenkwinkel ganz allgemein gute Informationen über das Maß der Frakturdislokation bietet. Die Wiederherstellung der normalen Winkelverhältnisse allein bedeutet noch nicht, daß der Bruch auch reponiert wäre. Über den Zustand des hinteren Talokalkanealgelenkes sagt die Seitenaufnahme nur wenig. Bei großer Dislokation des thalamischen Teiles läßt sich der Winkel auch nur annähernd feststellen, da der höchste Punkt der hinteren Gelenkfläche in diesem Fall nicht genau

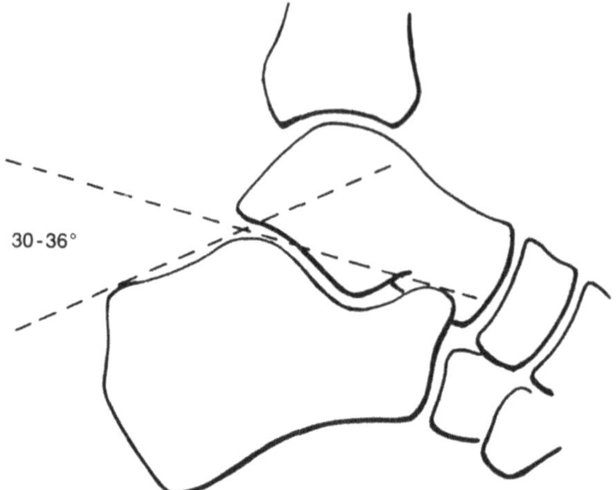

Abb. 17. Tubergelenkwinkel nach Böhler; i. allg. 30–36°

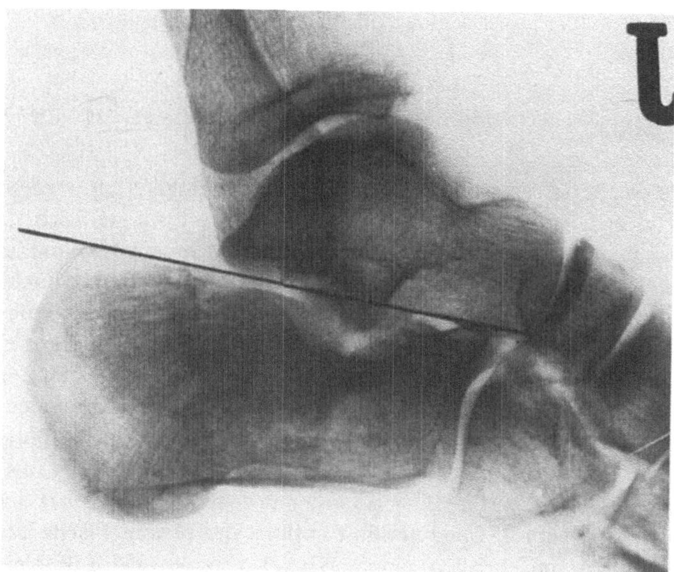

Abb. 18. Bei dislozierten Kalkaneusfrakturen kann der Tubergelenkwinkel verflacht, ja sogar bis null oder negativ vermindert sein

beurteilt werden kann. Außerdem ändert sich die Größe des Winkels auch je nachdem, ob der Fuß in Supination oder Pronation aufgenommen wurde. Im ersten Fall wird der Winkel etwas größer, im letzteren etwas kleiner sein. Trotzdem ist die Feststellung des Tubergelenkwinkels eine Gewähr für einen gut reponierten Bruch; es ist aber zu betonen, daß sie nur ein Zeichen dafür ist.

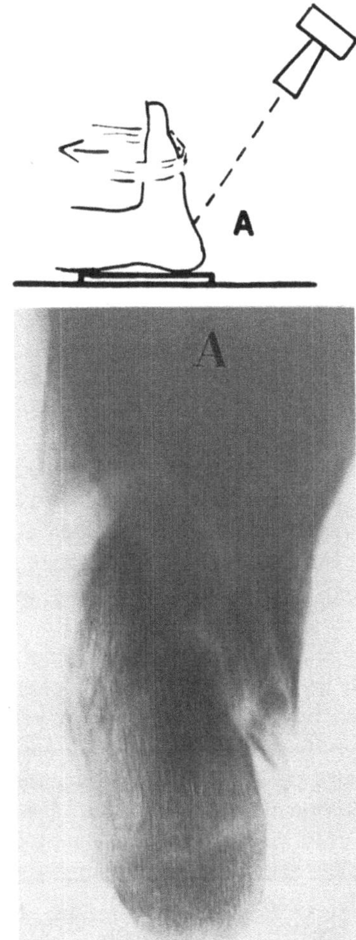

Abb. 19. Sogenannte axiale Aufnahme vom Fersenbein nach Böhler, die keine Information über die hintere Talokalkanealgelenkfläche gibt, aber die Frakturen des Tuber calcanei gut darstellt

Axiale Röntgenaufnahme

Diese Aufnahme wurde von Böhler empfohlen. Der Patient liegt auf dem Rücken, der Fuß befindet sich auf der Röntgenkassette und wird maximal nach dorsal extendiert, der Röntgenstrahl ist auf die Ferse gerichtet. Bei Fersenbeinfrakturen ist die Dorsalflexion des Fußes allerdings so schmerzhaft, daß sie kaum auszuführen ist. Deshalb stellt die Aufnahme auch nur den Tuber calcanei und nicht das hintere Talokalkanealgelenk dar (Abb. 19). Für die Beurteilung des Bruches wäre aber gerade letzteres sehr wichtig. Wirklich gute axiale Aufnahmen kann man nur von Patienten mit gesundem, aber nicht mit gebrochenem Fersenbein machen.

18

Traditionelle Tomographie

Die traditionelle dünnschichtige Tomographie wurde von Champetier et al. [38] in der Horizontalebene, von Decoulx et al. [52] in der Frontalebene empfohlen. Mit der Tomographie wollten sie die Schädigung des hinteren Talokalkanealgelenkes darstellen. Diese Verfahren sind in der Zeit der Computertomographie als überholt anzusehen, wir beschäftigen uns daher auch nicht mit ihrer Bewertung und Kritik.

Spezielle schräge Aufnahmetechnik zur Beurteilung des hinteren Talokalkanealgelenkes

Weder die Seitenaufnahme noch die axiale Aufnahme erlaubt eine gute Beurteilung des hinteren Talokalkanealgelenkes, obwohl von den 3 kleinen Gelenken die Articulatio talocalcanea posterior das größte und bei Fersenbeinfrakturen das am häufigsten betroffene ist. Zur Darstellung der Articulatio talocalcanea posterior haben mehrere Autoren spezielle Aufnahmetechniken ausgearbeitet.

Als erster publizierte Broden [25] eine lateral-schräge Aufnahmetechnik. Sein Verfahren wurde nicht sehr bekannt, obwohl es die wertvollste Information für die Behandlung der Fersenbeinfrakturen bietet. Bei der schrägen Aufnahmetechnik liegt der Patient auf dem Rücken, der Fuß auf der Kassette wird um 45° nach innen rotiert. Die Röntgenröhre wird in verschiedenen Winkelpositionen in der Sagittalebene von der Sohle zum Kopf hin bewegt, und es werden in verschiedenen Positionen Aufnahmen gemacht. (Die Röntgenröhre wird von der Sohle zum Kopf um 45°, 30° und 10° gekippt.) Der Röntgenstrahl wird ca. 2 cm unter und vor den äußeren Knöchel gerichtet. Die Entfernung zwischen Röntgenkassette und Röhre beträgt ca. 70 cm (Abb. 20).

Mit dieser Aufnahmetechnik stellen sich je nach Kippwinkel der Röhre jeweils andere Teile des hinteren Talokalkanealgelenkes dar. Auf der 10°-Aufnahme projiziert sich eher der obere Teil des Gelenkes, während sich bei 45° der untere Teil genauer darstellt (Abb. 21 a–d). Wir halten 2 Aufnahmen von 10 und 45° in der Regel für ausreichend. Auf einer der beiden Aufnahmen stellt sich das hintere Talokalkanealgelenk orthoröntgenograd dar, eine eventuelle Stufenbildung im Gelenk wird besonders gut sichtbar, aber auch die subtalaren Teile projizieren sich gut. Wir halten es für den Vorteil der schrägen Aufnahme nach Broden, daß die Einstellung einfach ist und daß sie, auch bei Kalkaneusfrakturen keine Schmerzen verursacht, wie z. B. bei der axialen Fersenbeinaufnahme. Die vorderen Teile des Kalkaneus, Os cuboideum und Metatarsus V projizieren sich nach medial, geben also keine störenden Röntgenschatten. Die Aufnahmen bieten gerade von dem Teil des Kalkaneus Informationen, der am ehesten mechanischen Einwirkungen ausgesetzt ist, und man kann aus ihnen auch auf den Mechanismus der Fraktur schließen.

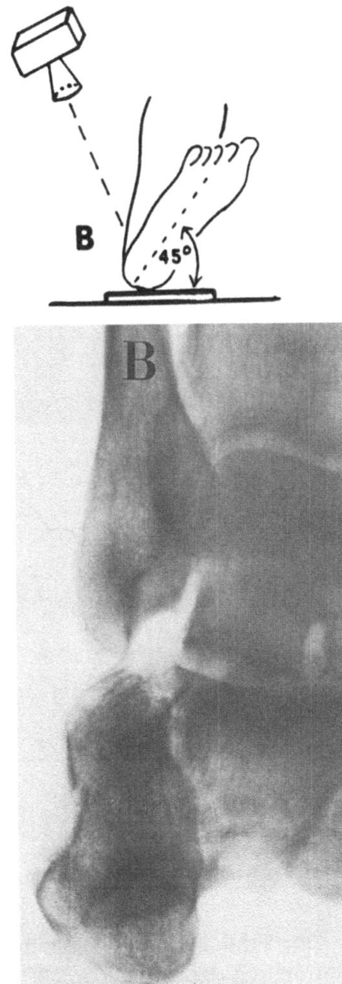

Abb. 20. Schräge Aufnahmetechnik nach Broden. Mit dieser Aufnahmetechnik stellt sich die Fläche des hinteren Talokalkanealgelenkes gut dar

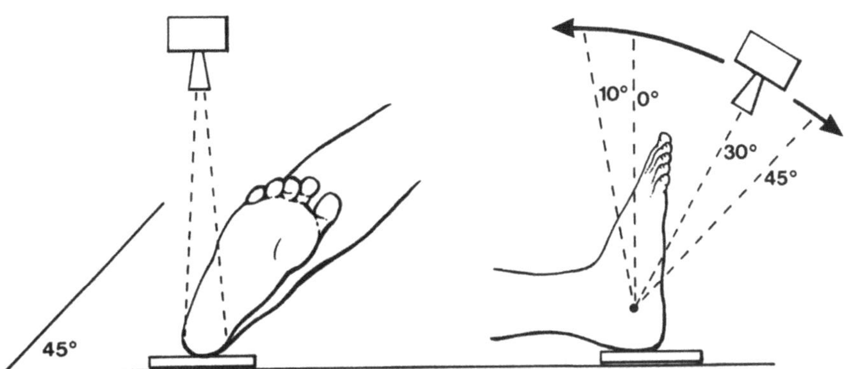

Abb. 21. Schräge Aufnahmen nach Broden mit verschiedenen Einstellungen des Winkels. Bei den Aufnahmen von 10° stellt sich eher der obere Teil, bei 45° eher der untere Teil des Gelenkes dar

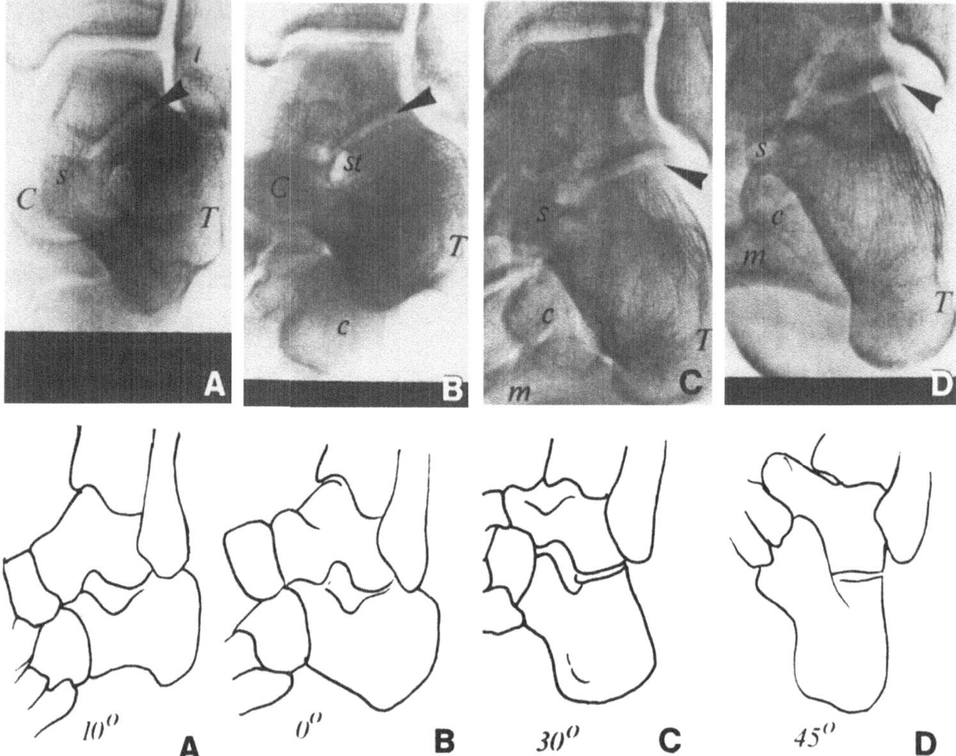

Abb. 22 a – d. Die verschiedenen Projektionen des hinteren Talokalkanealgelenkes durch die schräge Aufnahmetechnik nach Brodén bei verschiedenen Gradeinstellungen

Eine ähnliche Methode beschrieben Wenda et al. [212]. Sie fertigen Aufnahmen bei Innenrotation des Fußes von 60° mit senkrechtem Röntgenstrahl an (Abb. 23). Wir benutzen diese Technik häufig, wenn wir den Röntgenstrahl nicht in der senkrechten Ebene, sondern etwas von lateral nach medial richten. Auf diese Weise erreichen wir dieselbe Wirkung wie Broden (Abb. 22).

Auch die Aufnahmetechnik von Zwipp und Tscherne [235] (Abb. 24) ist ähnlich, da sie im Grunde auch lateral-schräge Aufnahmen ergibt. Die Aufnahmen aus einem anderen Winkel informieren aber eher über die Rotationsinstabilität des hinteren unteren Sprunggelenkes, also in erster Linie über den Riß des Bandsystems zwischen Talus und Kalkaneus.

Die schrägen Aufnahmen nach Anthonsen [8] geben gleichfalls hauptsächlich über das hintere Talokalkanealgelenk einen guten Überblick (Abb. 25). Wesentlich ist eine mediolaterale Seitenaufnahme (die Kassette befindet sich dabei an der lateralen Seite), die Strahlenrichtung aber beträgt 25° kraniokaudal und 30° dorsoventral. Die Röhre ist 25 – 35 cm entfernt. Das hintere Talokalkanealgelenk stellt sich ähnlich dar wie bei den schrägen Aufnahmen nach Broden.

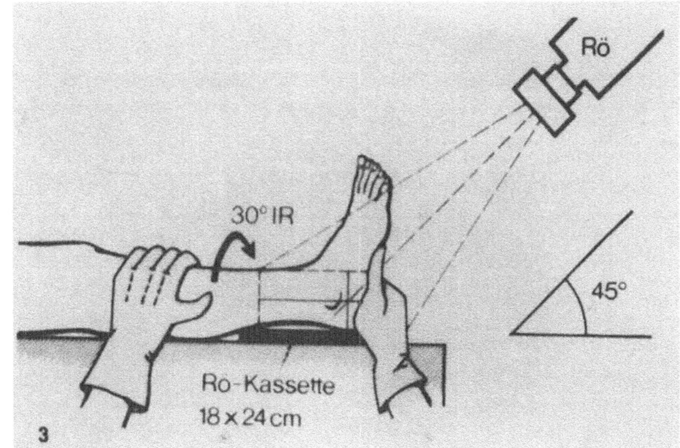

Abb. 23. „Schräge" Aufnahmetechnik nach Wenda et al. [212]

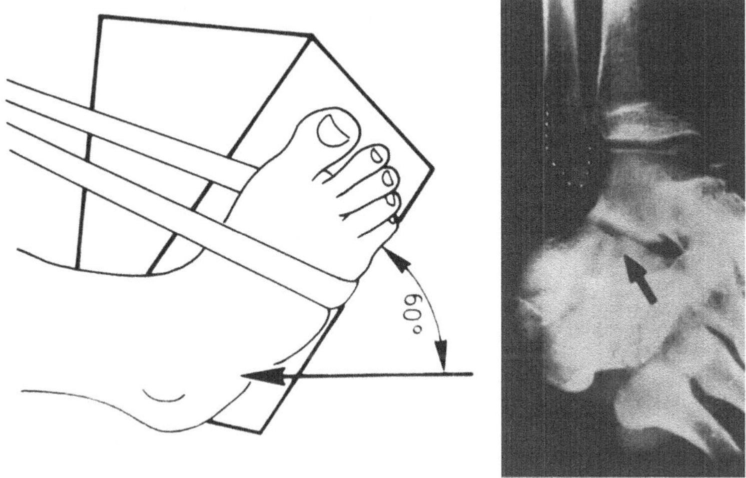

Abb. 24. Eine Form der „schrägen Aufnahme", von Zwipp u. Tscherne [235] empfohlen

Wenn – was äußerst selten vorkommt – die Fraktur auch das Kalkaneokuboidealgelenk involviert, stellt sich die Fraktur besser dar als auf den Standardaufnahmen, wenn die schräge Aufnahme von lateral her auf dieses Gelenk zentriert ist (Abb. 26).

In der Praxis fertigen wir routinemäßig 3 Aufnahmen an: eine lateromediale Seitenaufnahme und schräge Aufnahmen nach Broden bei 10 und 45°; anhand dieser Aufnahmen können wir uns gut über alle Formen der Fersenbeinfrakturen informieren.

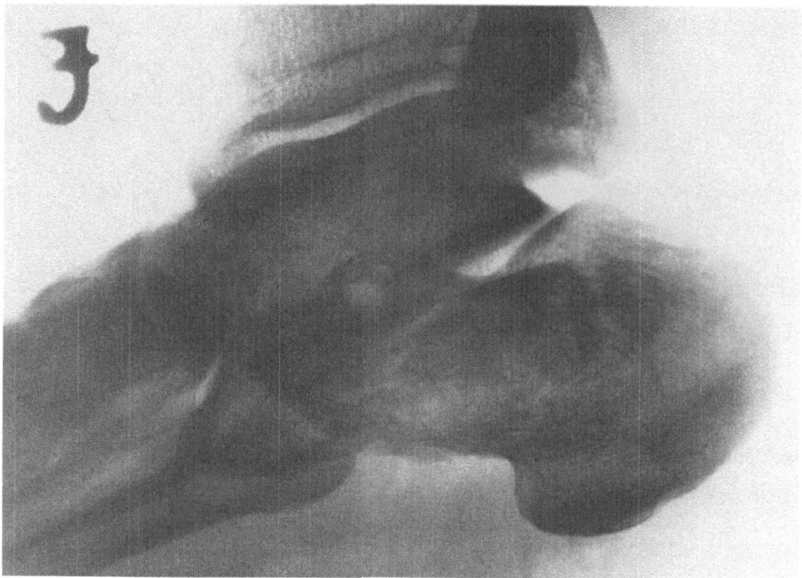

Abb. 25. Technik von Anthonsen („schräge Aufnahme")

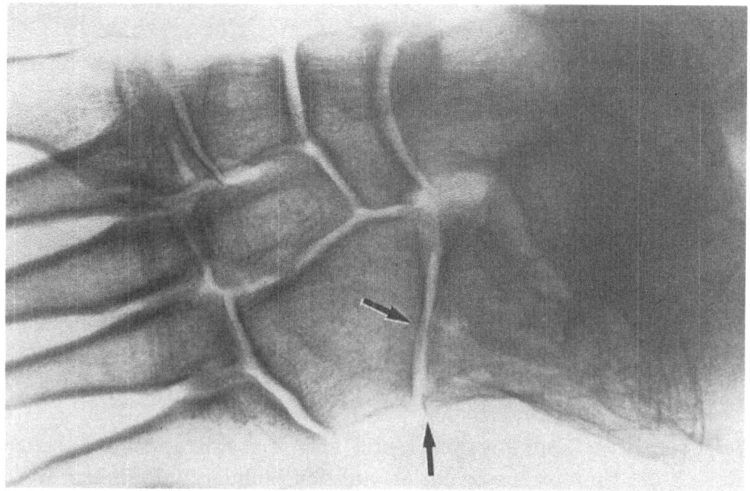

Abb. 26. Selten kann die Fraktur auch durch das Kalkaneokuboidealgelenk gehen. Das stellt sich auch auf einer „schrägen" Aufnahme, die auf dieses Gelenk zentriert ist, gut dar

Computertomographie

Sie hat uns auch in der Diagnostik der Fersenbeinfrakturen einen großen Schritt nach vorn gebracht. Das Fersenbein in Schnitten von einigen Millimetern zu sehen, und das in allen 3 Dimensionen, ist nicht nur ein ungewohnter Anblick, es erleichtert die räumliche Beurteilung des Bruches (Abb. 27–29). Besonders die Impression des Plateaus des

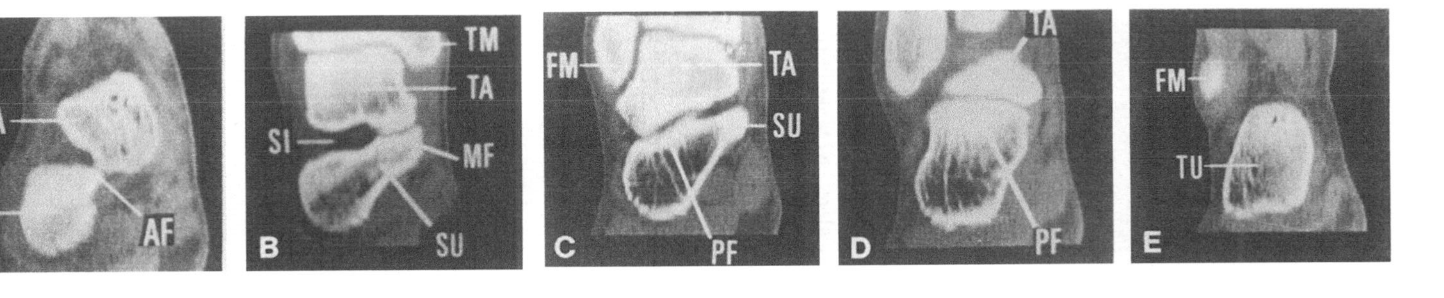
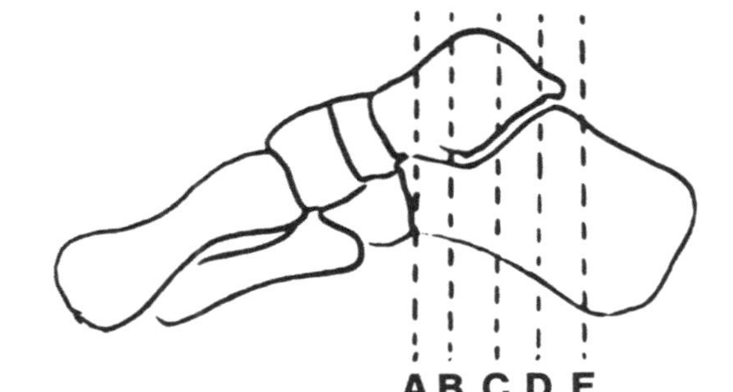

Abb. 27a–e. Besonders gut läßt sich die Gelenkfläche des hinteren Talokalkanealgelenkes mit dem Computertomograph darstellen. Aufnahmen vom gesunden Kalkaneus in der Koronalebene (*TA* Talus, *AF* „anterior facet", *AP* „anterior part", *SI* Sinus tarsi, *SU* Sustentaculum tali, *PF* „posterior facet", *FM* Malleolus fibularis, *TM* Malleolus radialis, *TV* Tubercalconei. (Aus [91])

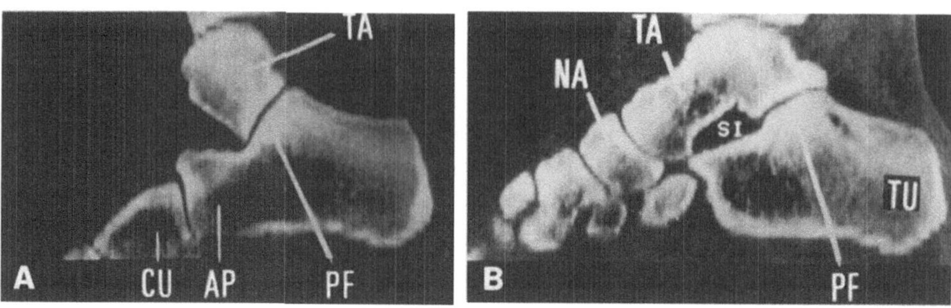

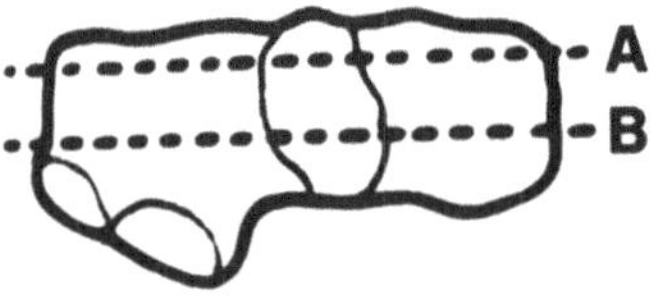

Abb. 28 a, b. CT-Aufnahmen vom gesunden Kalkaneus in der Longitudinalebene. *TA* Talus, *AP* „anterior part", *PF* „posterior facet", *CV* „Os cuboideum, *NA* „OS naviculare", *SI* Sinus tarsi. (Aus [91])

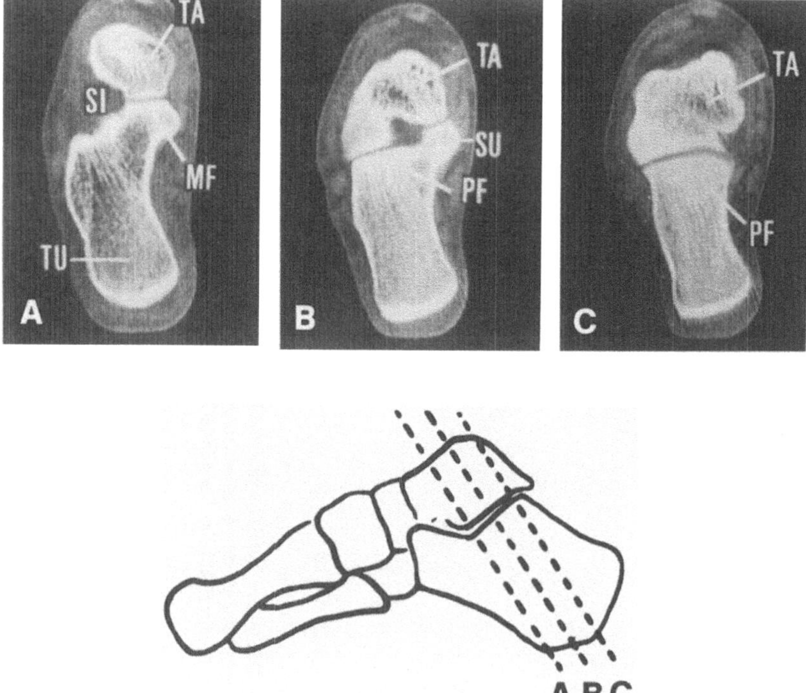

Abb. 29 a – c. CT-Aufnahmen vom gesunden Kalkaneus in der Sagittalebene. *TA* Talus, *PF* „posterior facet", *SU* Sustentaculum tali, *SI* Sinus tarsi, *TU* Tuber calconei, *MF* „Mediale facet". (Aus [91])

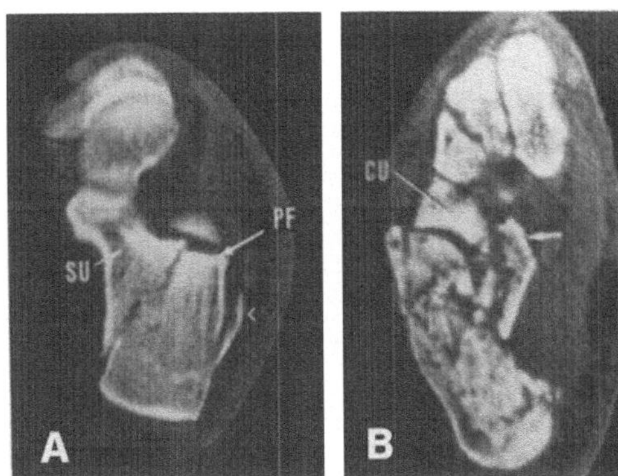

Abb. 30 a, b. CT-Aufnahmen einer Fersenbeinfraktur. **a:** Stufenbildung im hinteren Talokalkanealgelenk. **b:** Schwerer Trümmerbruch, die hintere Gelenkfläche ist zertrümmert. *SU* Sustentaculum
tali, *PF* „posterior facet", *CU* Os cuboideum. (Aus [92])

hinteren Talokalkanealgelenkes, die Stufenbildung oder, bei schwereren Bruchformen,
die Zertrümmerung der Fragmente stellen sich auf dem computertomogramm sehr schön
dar (Abb. 30). Bei der Behandlung der Fersenbeinfrakturen halten wir sie aber trotzdem
für entbehrlich, da sie den traditionellen Röntgenaufnahmen gegenüber den Nachteil
hat, gerade da nicht benutzt werden zu können, wo sie am meisten gebraucht würde: zur
Kontrolle der reponierten und mit Metall fixierten Frakturen. Hier ist sie durch den
Streueffekt des Metalls nicht einsetzbar. Für eine Kontrolle der Behandlung wären aber
gerade diese Bilder wichtig. Auch bieten die traditionellen Röntgenaufnahmen, eine Seitenaufnahme und wenigstens 2 schräge Aufnahmen nach Broden, nicht nur dieselben Informationen, die für die räumliche Beurteilung der Fraktur wichtig sind, sondern es
können bei der Kontrolle der reponierten und mit Metall (Schrauben, Drähten, Platten)
fixierten Frakturen dieselben Aufnahmen durchgeführt werden.

Entstehungsmechanismus der Fraktur

Wir hielten es für notwendig, den Entstehungsmechanismus der Fraktur in einem kurzen Kapitel zu behandeln, da diese Kenntnisse bei der manchmal ziemlich schwierigen Reposition einer Fraktur mit schwerer Dislokation von Nutzen sein können.

Auf den Entstehungsmechanismus des in Sekundenschnelle erfolgenden Bruches kann man eigentlich nur aufgrund der anatomischen Eigenheiten des Fersenbeines, der Richtung und der Größe der Krafteinwirkung schließen. Dieser Prozeß kann aber auch an Leichenknochen analysiert werden, wenn der Leichenfuß zuvor Krafteinwirkungen ausgesetzt wurde, die beim Lebenden zur Fersenbeinfraktur führen.

Thorén [205] untersuchte den Mechanismus in einer gründlichen Versuchsreihe an Leichenfüßen. Dabei wurde der Fuß entsprechend abgestützt und die Ferse plötzlichen Krafteinwirkungen (Schlägen) von verschiedener Intensität und Richtung ausgesetzt. Das Ausmaß der Krafteinwirkungen war mit 840–1160 kp als ziemlich groß anzusehen. Der Zeitraum der Frakturentstehung würde mit dem Oszilloskop verfolgt und die Veränderungen würden mit einer High-Speed-Kamera von Kodak (3000 Bilder/s) aufgenommen. Der Bruch erfolgte in sehr kurzer Zeit, in der Regel innerhalb von 30 ms. Thorén unterschied 4 Bruchtypen, je nachdem, in welcher Position der Schlag den Fuß traf.

Obwohl diese Versuche die Kräfte imitieren, die beim Lebenden zum Fersenbeinbruch führen, sind sie u. E. doch nur mit Vorbehalten auf letztere zu übertragen. Einerseits ist der Fuß im Moment des Unfalles nicht fixiert. Die leichenstarren Gewebe können auch nicht mit der Elastizität vitaler Gewebe verglichen werden. Andererseits ist beim Lebenden die Größe der Krafteinwirkung nicht bekannt, und es kann als sicher angenommen werden, daß diese nach erfolgtem Bruch durch das Körpergewicht noch weiterwirkt. Dessenungeachtet führten die Kräfte jeweils zu anderen Bruchformen, je nachdem, in welcher Fußposition der Schlag die Ferse traf. Unsere schematischen Zeichnungen (Abb. 31) zeigen diese Zusammenhänge.

Auch Plaue et al. [165] haben ähnliche Versuche an Leichenfüßen durchgeführt. Sie fanden bei ihren langsam durchgeführten Druckversuchen, daß das Zustandekommen einer Kalkaneusfraktur eine ziemlich große Belastung benötigt. Nach ihren Meßergebnissen (wenn man die Mittelwerte der Versuche berechnet) erhält man eine Richtzahl von 782 kp bei einem Durchschnittsalter des Untersuchungsmaterials von 52,3 Jahren. Dies bedeutet, daß die Tragfähigkeit eines Fersenbeins etwa das 15- bis 20fache des Körpergewichts beträgt.

Aufgrund dieser Ergebnisse und der strukturellen Anatomie kann man sich das Zustandekommen der Fraktur wie folgt vorstellen:

Die zur Fraktur führenden und die ihnen entgegengesetzten Kräfte wirken nicht gegeneinander – in welcher Dimension man sie auch untersucht. Deshalb ist das Fersenbein im Moment der Krafteinwirkung von Abscherkräften betroffen (Abb. 32). Zur

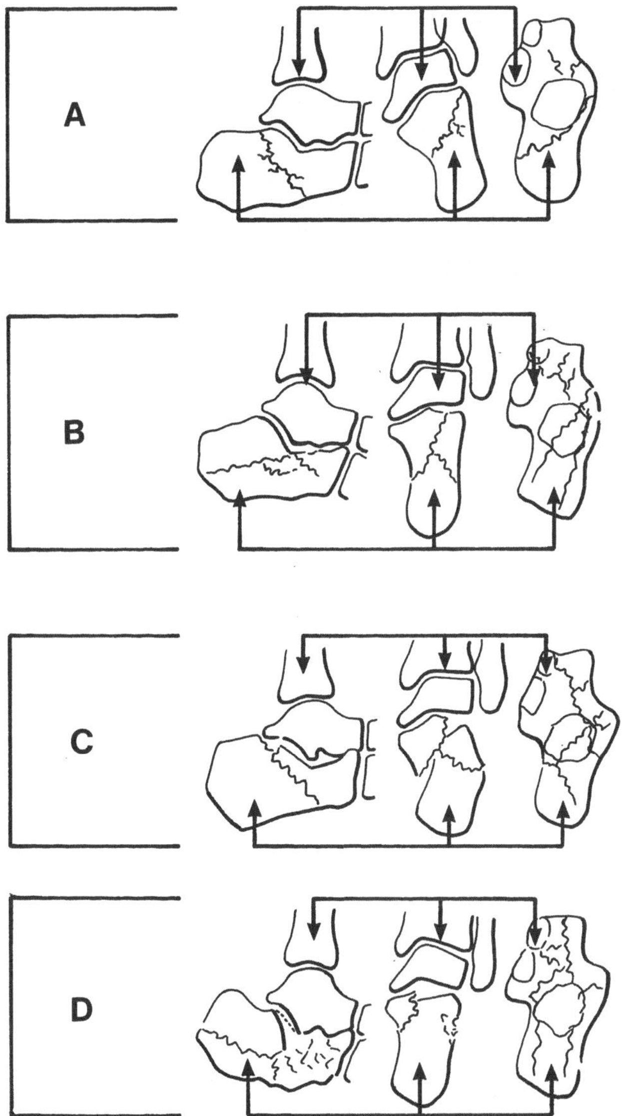

Abb. 31 a – d. Thoren unterschied bei seinen experimentellen Untersuchungen an Leichenfüßen 4 Typen, je nachdem, in welcher Stellung die plötzliche Belastung den Fuß traf. **a** Das Subtalargelenk befindet sich in Pronation von 10°, das Talokruralgelenk in Dorsalflexion von 10°. **b** Das Subtalargelenk ist in Mittelstellung, das Talokruralgelenk in Plantarflexion von 5° – 15°. **c** Das Subtalargelenk steht in Mittelstellung, das Talokruralgelenk in Dorsalflexion von 5° – 10°. **d** Das Subtalargelenk befindet sich in Supination von wenigstens 10°, das Talokruralgelenk in Plantarflexion von 5° – 15°

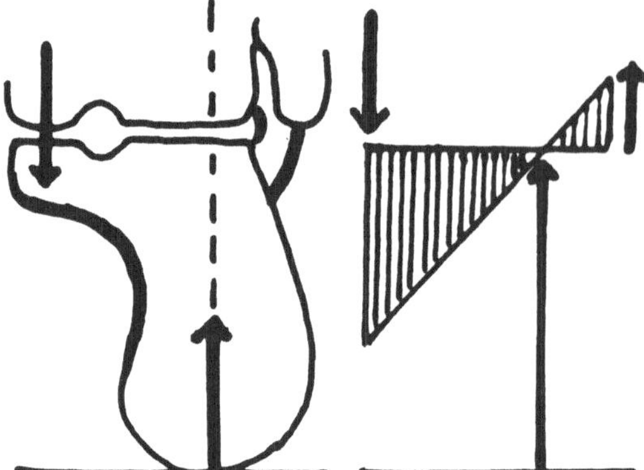

Abb. 32. Die zur Fraktur führenden und die entgegengesetzten Kräfte stehen nicht genau gegenüber. Deshalb treffen im Augenblick der Krafteinwirkung Scherkräfte das Fersenbein (vertikale Darstellung)

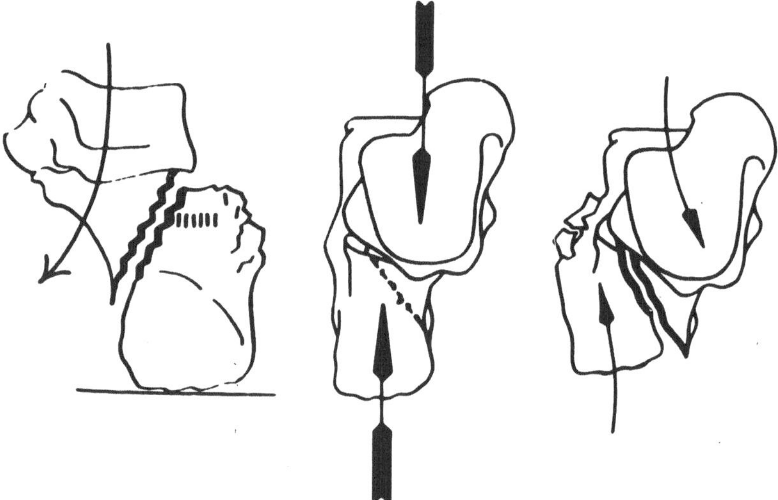

Abb. 33. Die Bruchebene ist in beiden Richtungen sowohl horizontal als auch vertikal schräg, d. h. die Bruchlinie verläuft vón vorne lateral nach hinten medial

Fraktur führen Abscherkräfte, und so wird der Kalkaneus praktisch in einen vorderen anteromedialen Teil (zusammen mit dem Sustentaculum) und einen posterolateralen (der auch den Tuber umfaßt) unterteilt. Die Bruchebene ist sowohl in horizontaler als auch in vertikaler Richtung schräg, d. h. die Bruchlinie verläuft von vorne lateral nach hinten medial (s. Abb. 32). Die Schräge Ebene der Fraktur läßt sich in erster Linie durch die Trabekularstruktur des Kalkaneus erklären. Lateral gibt es in Höhe des Sulcus calcanei nahe der Kortikalis einen Teil mit schwächerer Struktur (Trigonum calcis), medial dagegen ist die Kortikalis stark (Abb. 34).

Aber auch in vertikaler Richtung ist die Bruchebene schräg: Die zur Fraktur führende Kraft wirkt durch das Sustentaculum eher medial, die entgegengesetzte dagegen wirkt

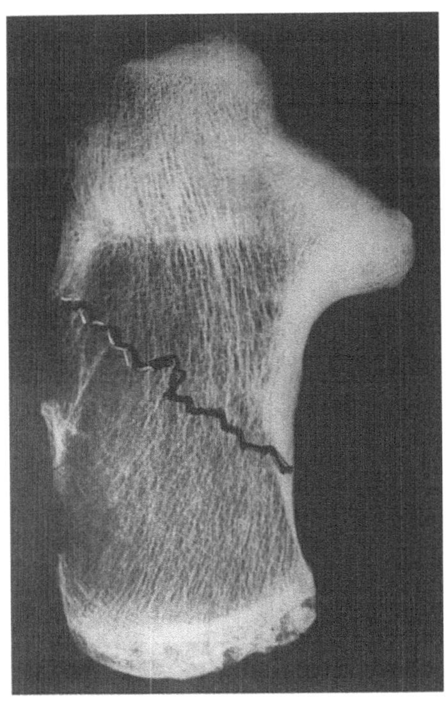

Abb. 34. Die schräge Bruchebene erklärt sich auch aus dem Trabekularsystem des Kalkaneus, das lateral schwach ist, medial dagegen ist die Kortikalis stark

durch den Tuber calcanei. So machen sich Abscherkräfte geltend, an der Lateralseite des Kalkaneus aber auch geringe Zugkräfte, da lateral die kalkaneofibularen Bänder diesen Teil des Kalkaneus fest mit der Fibula verbinden. Die Kortikalis ist unter dem Sustentaculum medial sehr stark. Die Schräge der Bruchebene ist also auch von daher richtungsgemäß (Abb. 33 und 34).

Die Form der Fraktur hängt davon ab, ob sich das Fersenbein im Moment der Krafteinwirkung in Pronations-, Supinations- oder in Mittelstellung befand. Bei der Entstehung der Bruchform spielt aber auch eine Rolle, ob nach der Fraktur die Kräfte – das Körpergewicht – noch weiter wirken und zu weiteren sekundären Frakturen, Fissuren, führen oder ob die Fragmente ineinander impaktieren. Der gleiche Bruchtyp kann also Formen ohne Dislokation und mit großer Dislokation haben, je nachdem, wie groß die einwirkende Kraft ist, und wie lange und in welcher Richtung sie wirkt. Auch der individuell verschiedene Strukturzustand des Kalkaneus spielt sicher eine große Rolle, deshalb gibt es auch die unterschiedlichsten Bruchformen.

In Abb. 35 versuchen wir die Zustände der progredierenden Momente einer dislozierten Trümmerfraktur durch große Krafteinwirkung schematisch darzustellen.

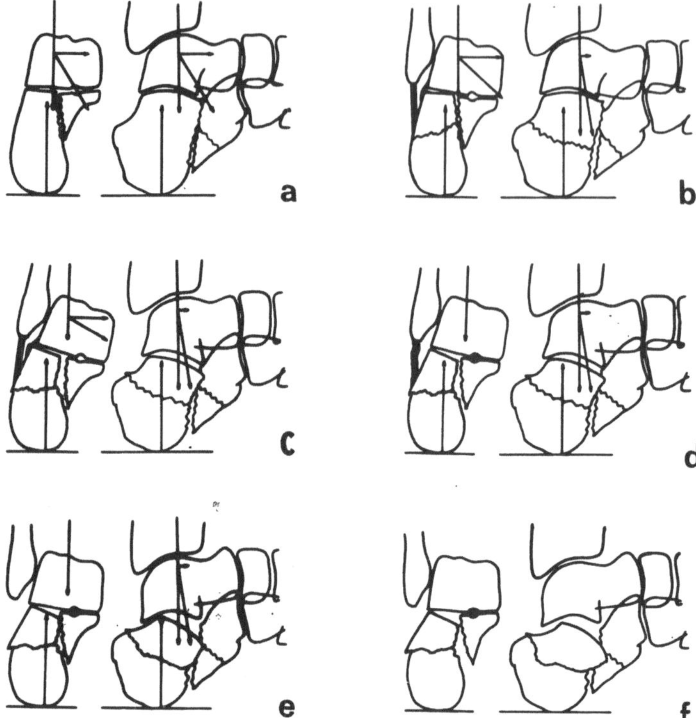

Abb. 35 a – f. Beim Entstehen der Bruchform spielt es sicher eine Rolle, ob die Wirkungskraft – das Körpergewicht – nach der Fraktur des Knochens noch weiter wirkt und zu sekundären Frakturen führt, evtl. die Fragmente ineinander impaktiert. Die Abbildung versucht die progredierenden Momente des Entstehens einer Fraktur schematisch darzustellen

Klassifikation der Bruchformen

Weil die Frakturformen am Kalkaneus sehr variabel sind, gibt es auch verschiedene Einteilungen. Von einer guten Einteilung wird erwartet, daß sie leicht überschaubar ist, daß sie die einzelnen Bruchtypen gut voneinander trennt, den Entstehungsmechanismus in Betracht zieht und auch bei der Therapie richtungsweisend ist. Die Fachliteratur teilt die Kalkaneusfrakturen in der Regel in 2 Gruppen: die Frakturen, die das hintere Talokalkanealgelenk nicht involvieren, und die Frakturen, welche es involvieren [209, 210]. Diese Unterteilung halten wir für richtig, zur letzteren möchten wir jedoch einige Bemerkungen machen. Die Fraktur kann das Talokalkanealgelenk auch dann involvieren, wenn sie selbst nicht durch das Gelenk, sondern nur unmittelbar davor oder dahinter verläuft. Diese Frakturtypen verändern nämlich durchaus die Belastung des Gelenkes, involvieren es also.

Den Teil des Corpus calcanei, der sich unter dem hinteren Talokalkanealgelenk befindet, bezeichnet Destot [54] als „Thalamus calcanei". Diese Frakturen könnten also auch als thalamische bezeichnet werden. Sie unterscheiden sich hinsichtlich des Entstehungsmechanismus und der Therapie tatsächlich scharf von der ersten Gruppe.

Nach dem Studium der Röntgenaufnahme von Fersenbeinfrakturen halten wir die folgenden Klassifikation für zweckmäßig:

Gruppe A: Frakturen, die das hintere Talokalkanealgelenk nicht involvieren (Abb. 36)

- Vertikale Frakturen des Tuber calcanei
- Horizontale Frakturen des Tuber calcanei („Entenschnabelbruch")
- Frakturen des Sustentaculum tali
- Frakturen des Processus anterior calcanei

Diese Gruppe ist sowohl quantitativ als auch therapeutisch unbedeutend (nach Angaben in der Literatur nicht mehr als 10%).

Gruppe B: Frakturen, die das hintere Talokalkanealgelenk involvieren

- Die Frakturlinie verläuft hinter dem hinteren Talokalkanealgelenk (Typ I)
- Die Frakturlinie verläuft durch das hintere Talokalkanealgelenk (Typ II und III)
- Die Frakturlinie verläuft vor dem hinteren Talokalkanealgelenk (Typ IV)

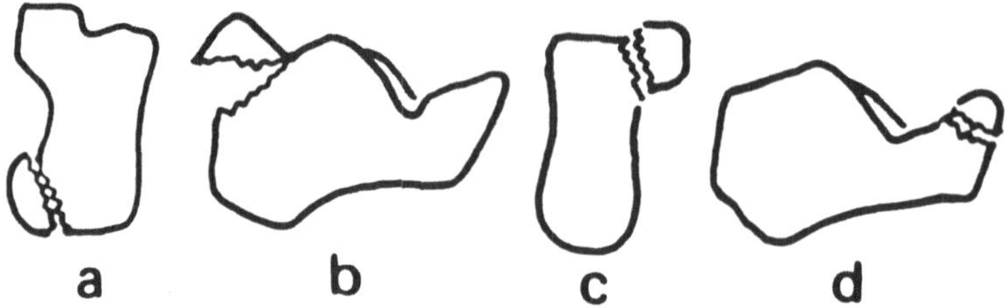

Abb. 36 a–d. Fraktureinteilung. Gruppe A: Frakturen, die das hintere Talokalkanealgelenk nicht involvieren

Sowohl zahlenmäßig als auch vom therapeutischen Standpunkt aus ist diese Gruppe die wichtigere. Innerhalb der Gruppe haben wir 4 Typen unterschieden (Abb. 37).

Typ I (die Bruchlinie verläuft hinter dem hinteren Talokalkanealgelenk): Die Bruchebene ist in beiden Richtungen, sowohl horizontal als auch vertikal, schräg und verläuft von lateral nach medial bzw. von hinten nach vorn. Das Talokalkanealgelenk selbst ist unbeteiligt. Bei dislozierten Formen projizieren sich die verschobenen Bruchstücke auf den seitlichen Röntgenaufnahmen aufeinander und wecken den Verdacht auf eine Impressionsfraktur. Nur auf den „schrägen" Aufnahmen ist zu erkennen, daß die Bruchstücke nicht ineinander imprimiert, sondern nebeneinander verschoben sind.

In unserem Material von 404 Kalkaneusfrakturen kam dieser Typ I in 29,25% vor.

Nach dem Schweregrad der Dislokation lassen sich 3 Untertypen unterscheiden:

– ohne Dislokation (Typ I a),
– mit mäßiger Dislokation (Typ I b),
– mit grober Dislokation (Typ I c).

Diesen Typ veranschaulichen die Abb. 38–41 eindeutig.

Typ II und III (die Bruchlinie verläuft durch das hintere Talokalkanealgelenk): Bei dieser Frakturform lassen sich 2 Untertypen unterscheiden:

Typ II. Die Frakturlinie teilt das hintere Talokalkanealgelenk meistens in 2 Teile. Die Bruchebene ist aus beiden Richtungen schräg und verläuft auch hier von lateral nach medial bzw. von hinten nach vorn. Das kleinere laterale Bruchstück mit der Gelenkfläche ist bei dislozierten Formen nach unten und vorne gekippt und ruft auf den seitlichen Röntgenaufnahmen einen halbmondförmigen Schatten hervor. Dadurch zeigt das Gelenk auf dem Röntgenbild eine Doppelkontur. Das Maß der Dislokation kann aber nur auf „schrägen" Röntgenaufnahmen richtig beurteilt werden. In manchen Fällen ist auch ein kleiner Biegekeil medial ausgebrochen. Kleinere atypische Randfrakturen oder Fissuren können den Bruchtyp bunt färben. In unserem Material kam der Typ II in 32,62% der Fälle vor. Nach dem Schweregrad der Dislokation kann man auch hier 3 Untertypen unterscheiden:

– ohne Dislokation (Typ II a),
– mit mäßiger Dislokation (Typ II b),
– mit grober Dislokation (Typ II c).

Diesen Typ veranschaulichen die Abb. 42–45.

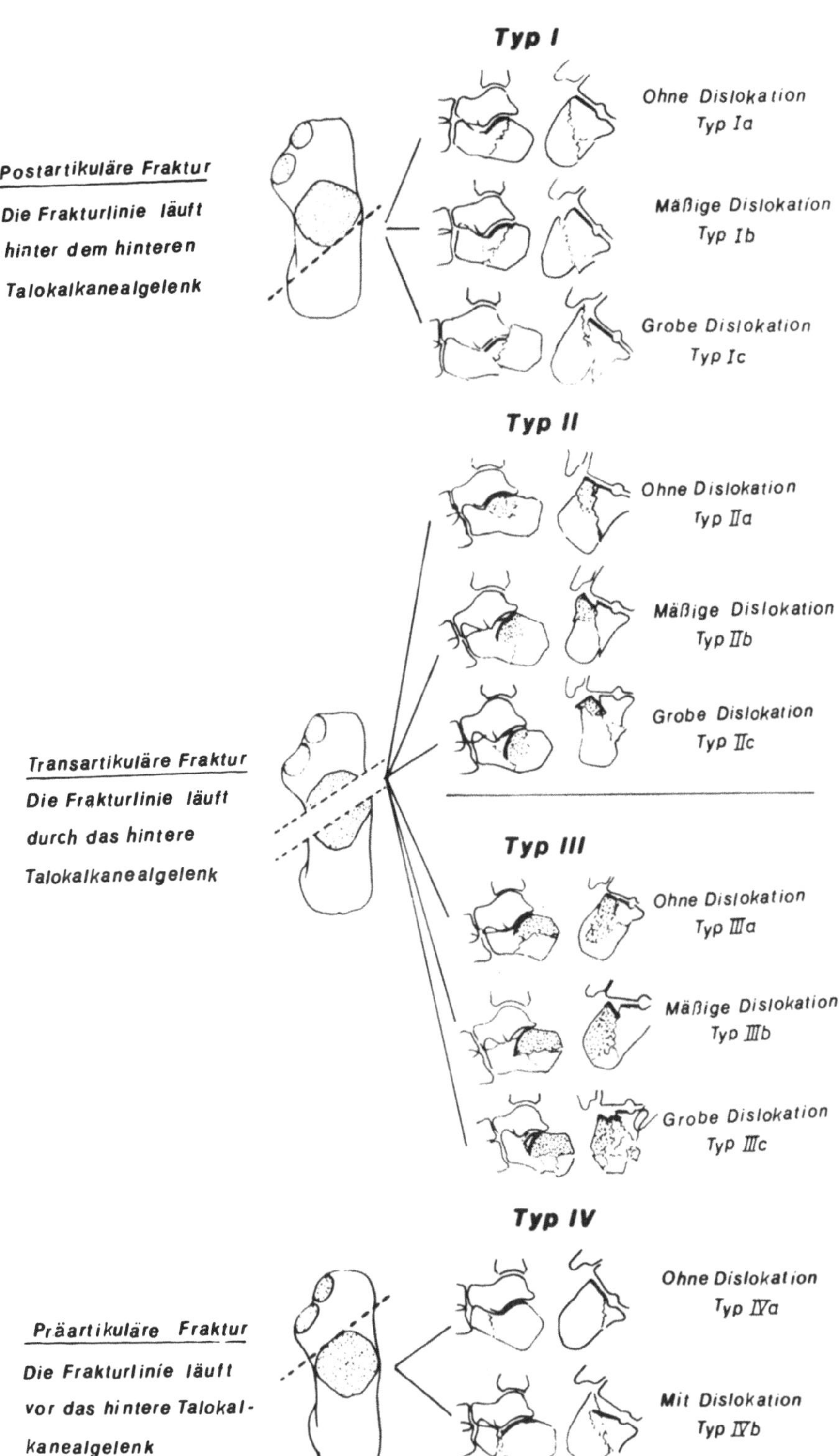

Abb. 37. Fraktureinteilung. Gruppe B: Frakturen, die das hintere Talokalkanealgelenk involvieren

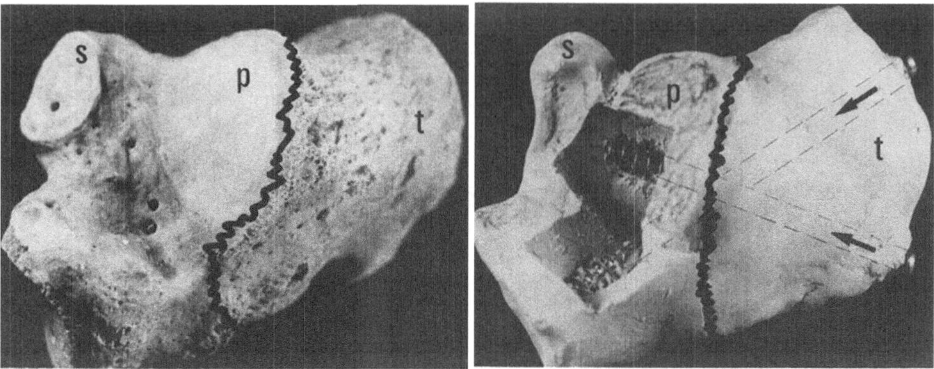

Abb. 38. Typ I an einem Fersenknochen dargestellt. *p* Facies articularis posterior, *s* Facies articularis anterioret media

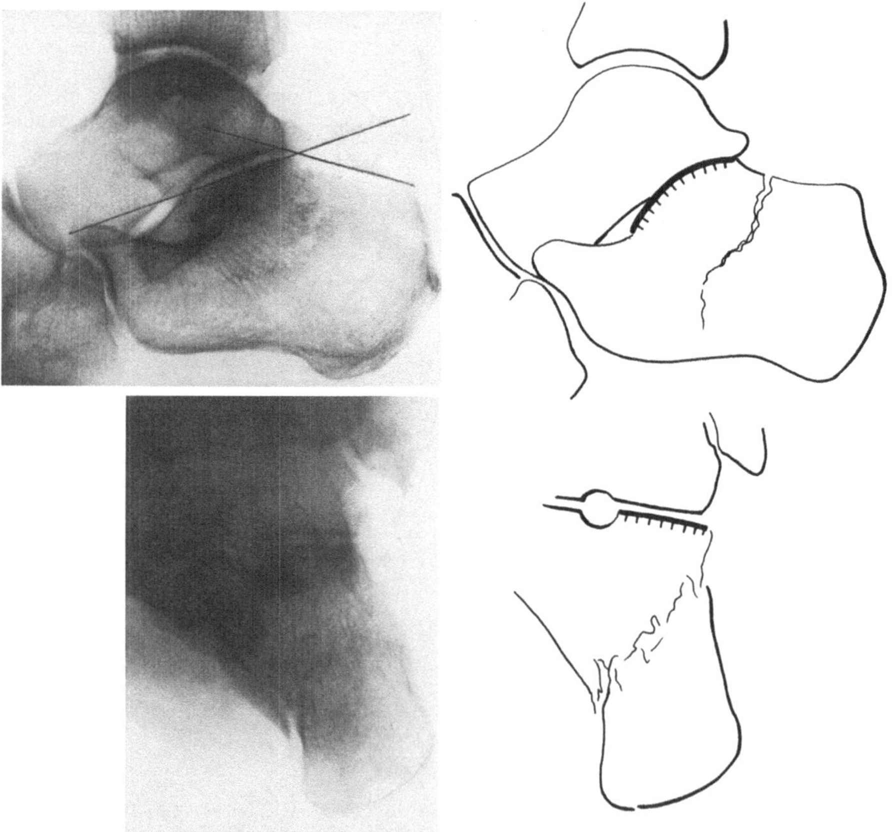

Abb. 39. Typ I a. Die Bruchlinie verläuft hinter dem hinteren Talokalkanealgelenk, geringe Dislokation. Die Ferse ist verbreitert, der Tuber in Varusstellung. Häufig ist ein kleines mediales Dreieck ausgebrochen. Der Tubergelenkwinkel ist erhalten oder etwas verkleinert

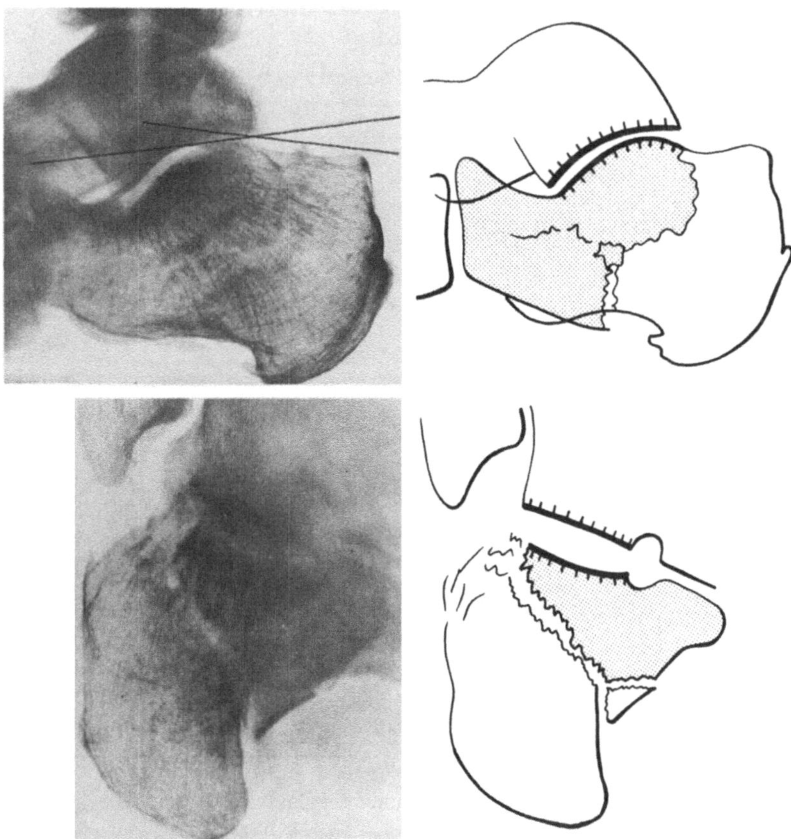

Abb. 40. Typ I b. Die Bruchlinie verläuft hinter dem hinteren Talokalkanealgelenk, geringe Dislokation. Die Ferse ist verbreitert, der Tuber in Varusstellung. Häufig ist ein kleines mediales Dreieck ausgebrochen. Der Tubergelenkwinkel ist erhalten oder etwas verkleinert

Typ III. Die Frakturlinie teilt das hintere Talokalkanealgelenk in 2 manchmal in mehrere Stücke. Ein laterales Stück des Gelenkes bleibt aber mit dem oberen, lateralen Teil des Tuber calcanei zusammen, und es handelt sich dabei meistens um ein ziemlich großes Bruchstück. Bei dislozierten Formen verursacht dieses Stück auf dem Röntgenbild durch Abkippen nach vorne und unten eine Doppelkontur des Gelenkes wie beim Typ II, aber das abgekippte Bruchstück ist bei ersterem viel größer. Der Tubergelenkwinkel verflacht sich, da das Corpus calcanei und der untere mediale Teil des Tuber calcanei auch in Stücke brechen. Manchmal sind sogar diese Fragmentstücke zertrümmert, sie lassen sich aber nicht immer typisieren. Bei den schwersten Trümmerbrüchen bleibt aber das große laterale obere Fragment in einem Stück. In unserem Material kam dieser Frakturtyp in 32,43% der Fälle vor. Nach dem Schweregrad der Dislokation kann man auch hier 3 Untertypen unterscheiden:

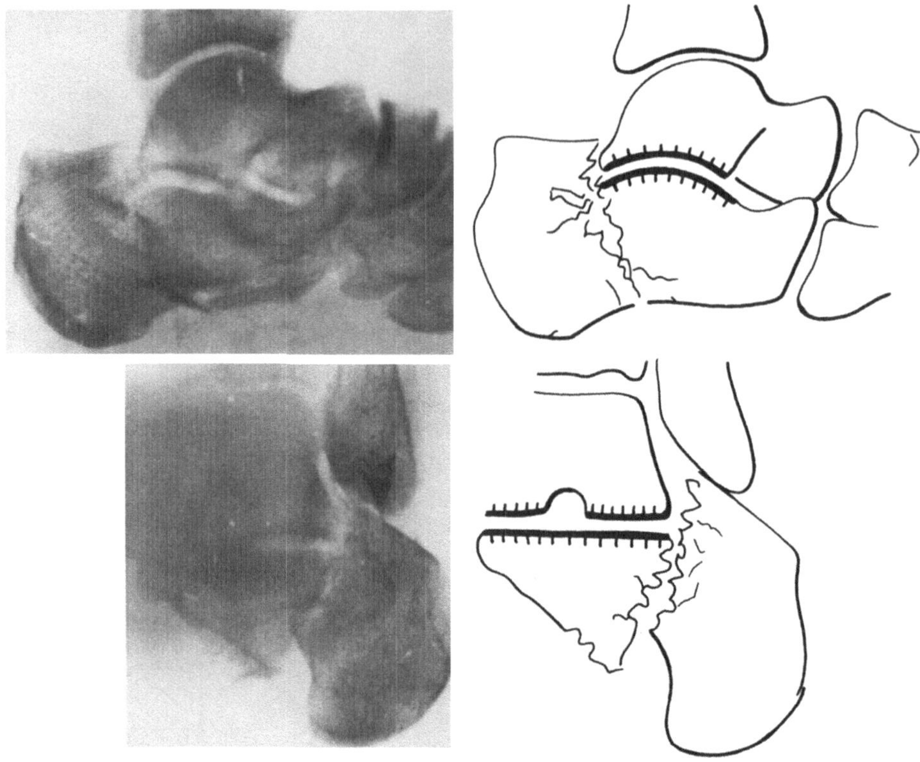

Abb. 41. Typ I c. Die Bruchlinie verläuft hinter dem hinteren Talokalkanealgelenk, sie involviert die Gelenkfläche nicht, die Dislokation aber ist groß. Das laterale Fragment ist fast unter den äußeren Knöchel gerutscht, die Ferse ist verbreitert. Der Tubergelenkwinkel ist wesentlich verflacht

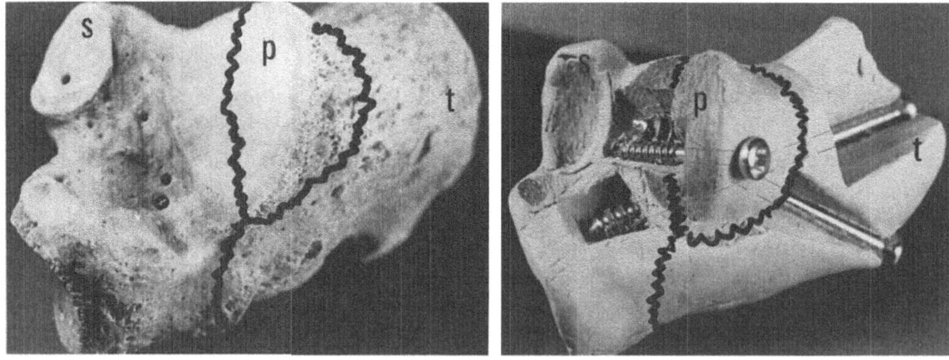

Abb. 42. Typ II an einem Fersenknochen dargestellt, *s* Facies articularis arterior et media, *p* Facies articularis posterior, *t* Tubercalcanei

Abb. 44. Typ II b. Die Bruchlinie verläuft durch das hintere Talokalkanealgelenk, teilt oder drittelt dieses. Durch die Dislokation kommt es zur Stufenbildung, aber diese läßt sich nur auf den schrägen Aufnahmen wirklich gut beurteilen

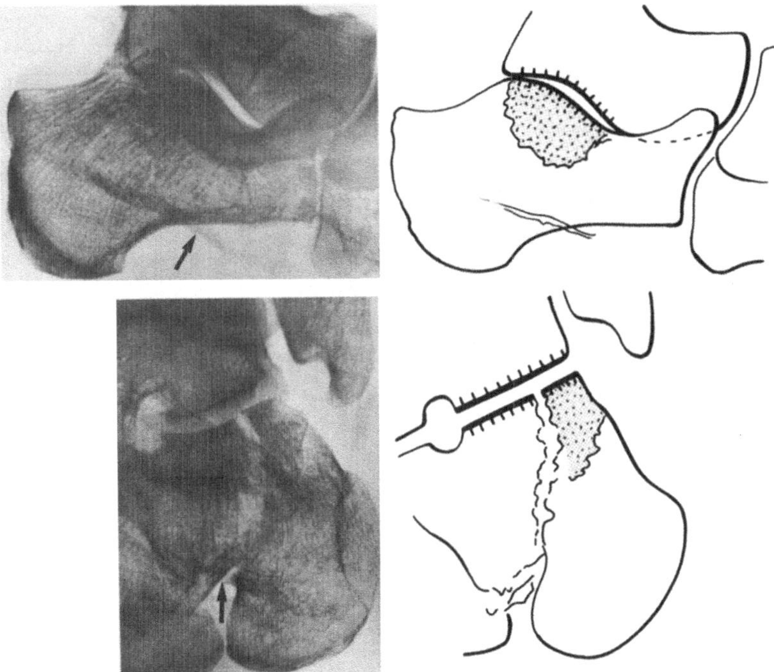

Abb. 43. Typ II a. Die Bruchlinie verläuft durch das hintere Talokalkanealgelenk, aber ohne Stufenbildung. Form ohne oder mit minimaler Dislokation. Der Tubergelenkwinkel ist erhalten

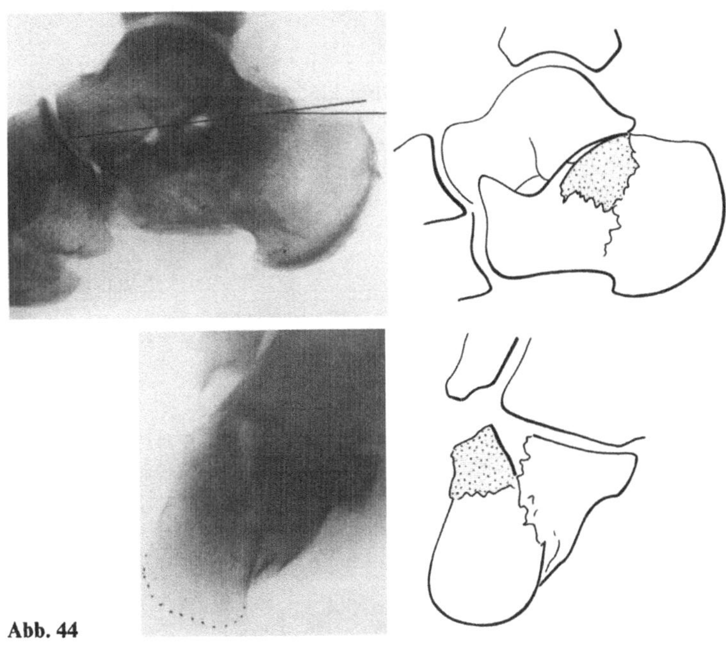

Abb. 44

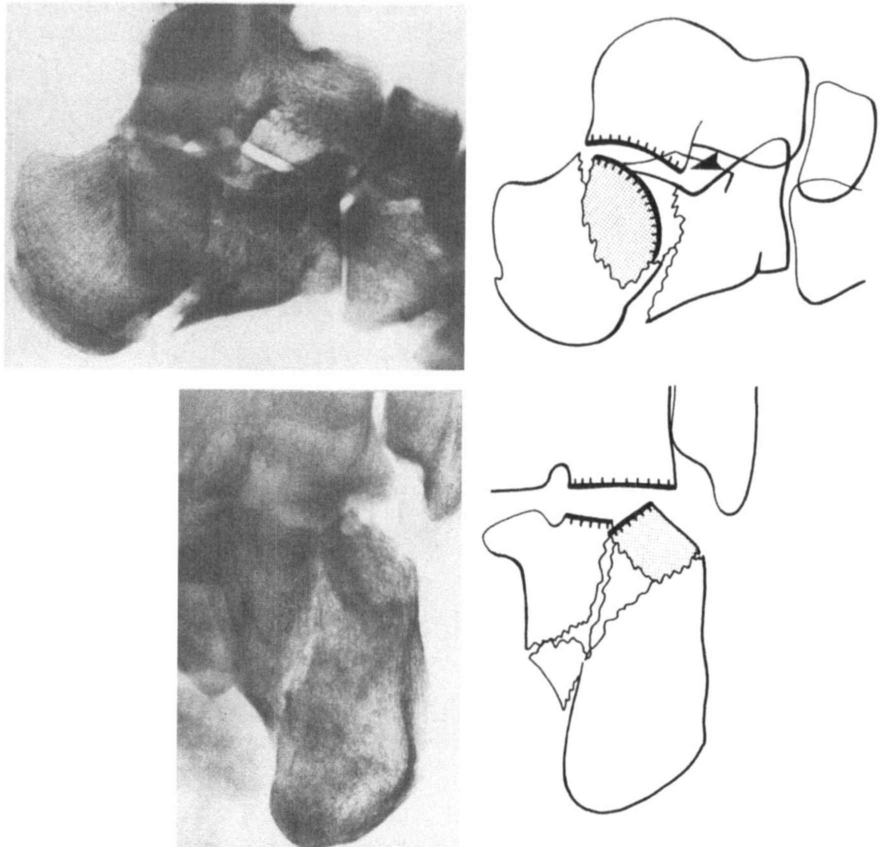

Abb. 45. Typ II c. Bei diesem Frakturtyp kippt das laterale Gelenkfragment häufig nach hinten unten, wodurch es zu großer Stufenbildung kommt. Auf den Seitenaufnahmen ergibt sich eine halbmondförmige Projektion. Die Fragmente sind aber nicht ineinander imprimiert, sondern das laterale Fragment ist nach lateral hinten disloziert

– ohne Dislokation (Typ III a),
– mit mäßiger Dislokation (Typ III b),
– mit grober Dislokation (Typ III c).

Diesen Typ veranschaulichen Abb. 47–49.

Typ IV (die Bruchlinie verläuft vor dem hinteren Talokalkanealgelenk): Dies ist eine sehr seltene Bruchform, die in unserem Material nur in 0,77% vor kam; deshalb handelt es sich aus der Sicht der Therapie um eine unwesentliche Frakturform. Nach dem Schweregrad der Dislokation könnte man hier 2 Untertypen unterscheiden:

– ohne Dislokation (Typ IV a) (Abb. 50),
– mit Dislokation (Typ IV b).

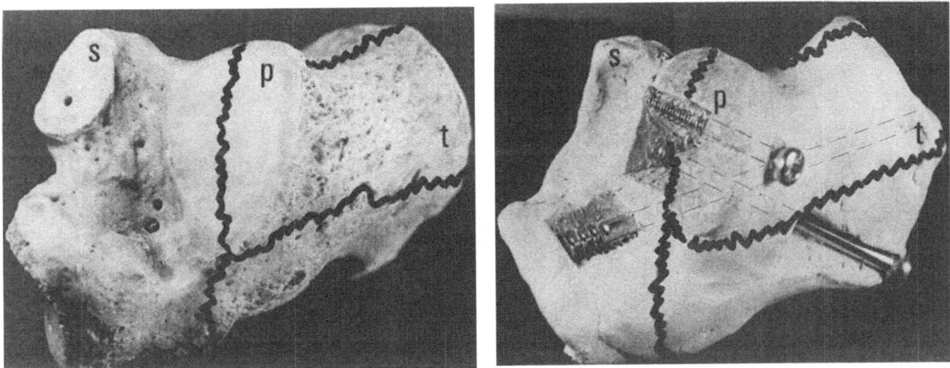

Abb. 46. Typ III an einem Fersenknochen dargestellt, *s* Facies articularis anterior et media, *p* Facies articularis posterior, *t* Tubercalconei

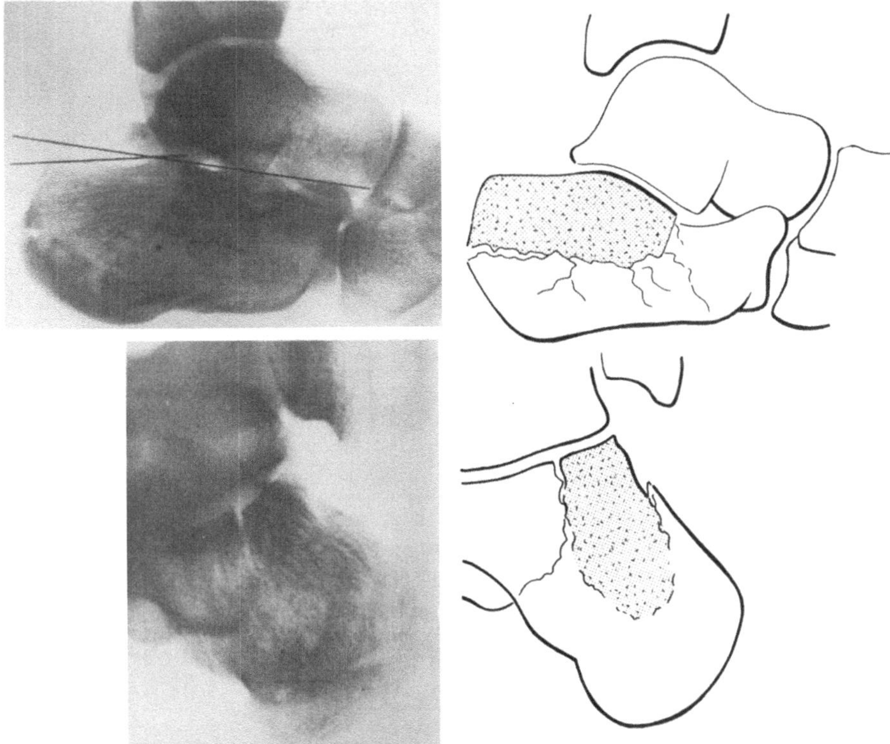

Abb. 47. Typ III a. Die Frakturlinie teilt das hintere Talokalkanealgelenk in 2 manchmal in mehrere Stücke. Ein laterales Stück des Gelenkes bleibt aber mit dem oberen Teil des Tuber zusammen und ist meistens ziemlich groß. Ohne wesentliche Dislokation

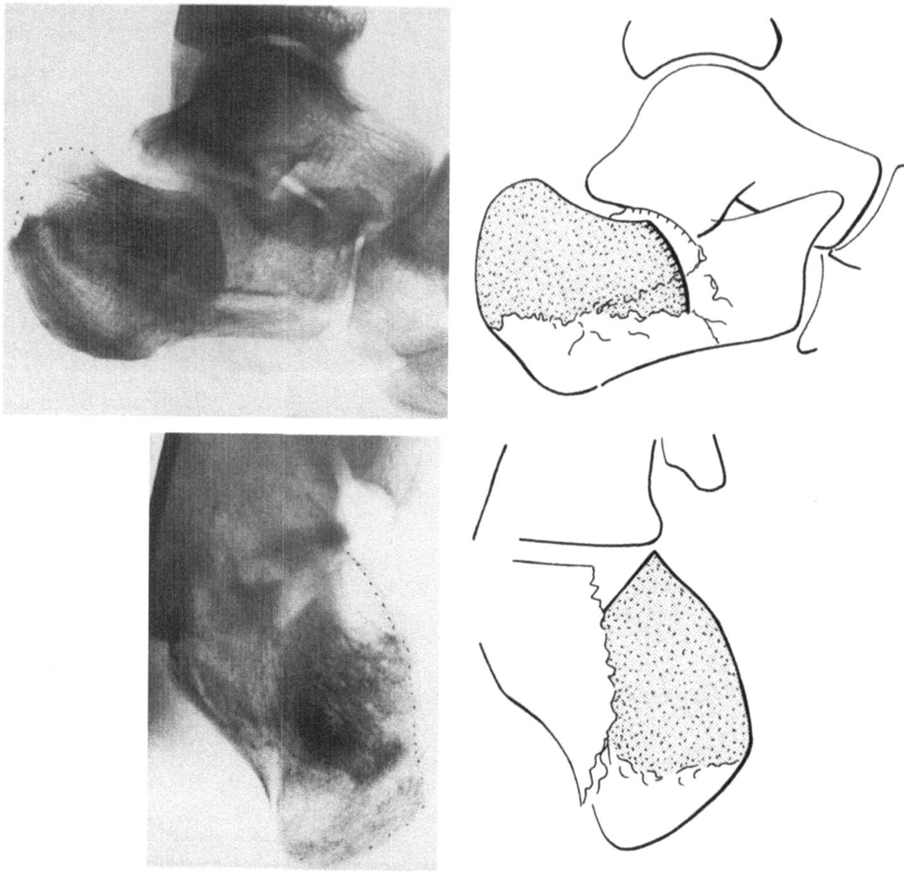

Abb. 48. Typ III b. Gleicher Typ wie in Abb. 47 aber mit dislozierter Fraktur

Die verschiedenen Bruchformen lassen sich anhand von Abb. 37 gut unterscheiden, jeder Frakturtyp wurde aber auch mit Röntgenbildern illustriert (Abb. 39–41, 43–45, 47–50). Die dislozierten Formen der Typen I, II und III machen zusammen mehr als $^3/_4$ unseres Materials aus; in bezug auf die Therapie sind sie sehr problematisch. Aus diesem Grund wurde die Kalkaneusfraktur auch als ein „problematischer" Bruch bezeichnet.

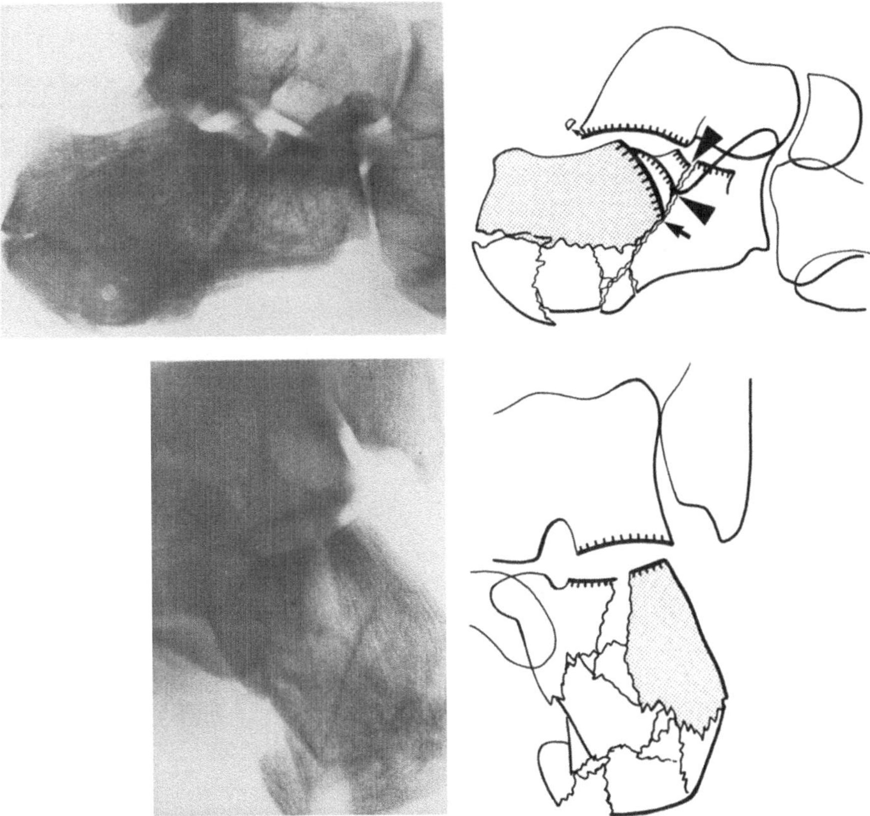

Abb. 49. Typ III c. Gleicher Typ wie in Abb. 47, der untere mediale Teil des Tuber calcanei ist aber in mehrere Stücke zertrümmert, manchmal ganz rhapsodisch. Die schwersten Trümmerbrüche gehören meistens zu diesem Typ

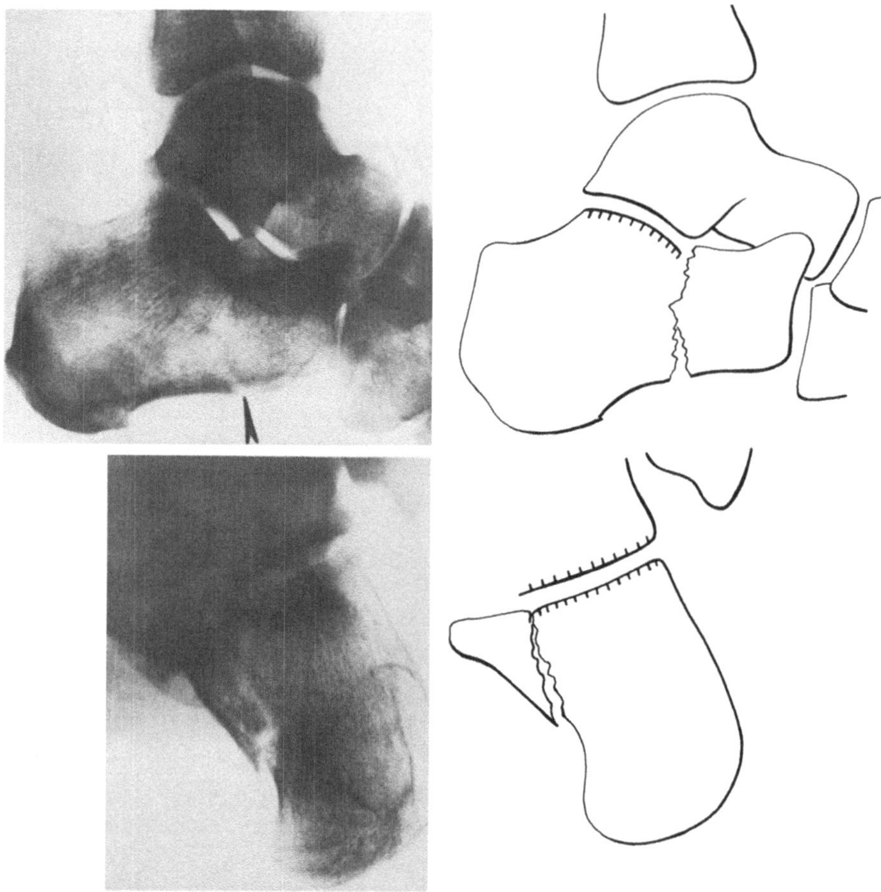

Abb. 50. Typ IV a. Sehr seltene Bruchform, bei welcher die Frakturlinie vor dem hinteren Talokalkanealgelenk verläuft (ohne Dislokation)

Möglichkeiten der Behandlung im Spiegel der Fachliteratur

Im Hinblick auf die Behandlungsmethoden der Fersenbeinfraktur findet man in der Fachliteratur vom totalen Nihilismus bis zur primären talokalkanealen Arthrodese die verschiedensten Möglichkeiten. Goff [76] hat von 1905–1938 41 Methoden, Burghele et al. [29] haben von 1938–1950 46 Behandlungsmethoden beschrieben; es ist also nicht verwunderlich, daß bis heute eine äußerst umfangreiche Fachliteratur zusammengekommen ist.

Auf die kurze Beschreibung der Methoden verschiedener Autoren gehen wir deshalb ein, da diese die Schwierigkeiten bei der Behandlung der Fersenbeinfrakturen gut beleuchten.

Die Therapie der Fersenbeinfraktur haben wir in 5 Gruppen eingeteilt.

Operative Wiederherstellung

Leriche [132, 133] schrieb 1922 als erster über die operative Wiederherstellung des Kalkaneus. Zur inneren Ruhigstellung benutzte er Schrauben oder Metallspangen. Lenormant et al. [128–130] entwickelten die Methode weiter. Sie unterstützten den reponierten Thalamus mit einem Knochenspan aus der Tibia. Wilmoth u. Lecoeur [220] variierten die Methode von Lenormant insoweit, als er auch noch eine Z-Tenotomie an der Achillessehne durchführte. Sicard u. Mutricy [191] modifizierten die Eröffnung, reponierten das thalamische Fragment und unterstützten mit einem Knochenstück. Auch Whittaker [218] bevorzugt ähnliche Operationslösungen.

Palmer [162] hat sich 1948 eingehend mit der Möglichkeit der operativen Wiederherstellung befaßt. Interessanterweise verbindet die Nachwelt die operative Wiederherstellung des Kalkaneus fast ausschließlich mit seinem Namen, obwohl er in seinen Publikationen selbst mitteilte, daß er die Methode von Lenormant benutzte.

Im weiteren haben viele Autoren diese Methode mit größeren bzw. kleineren Abänderungen benutzt [3, 6, 16, 17, 24, 90, 131, 143–145, 178, 182, 194, 205, 219]. Judet et al. [111] sind bei der operativen Lösung einen Schritt weitergegangen: Sie legten an die laterale Fläche der reponierten Fraktur eine Platte an und fixierten diese mit Schrauben am Kalkaneus. Babin et al. [11] hielten es für ausreichend, das thalamische Fragment mit einer queren Schraube am medialen Fragment zu befestigen. In der Geschichte der Operationen vom Palmer-Typ kam es zum ersten Mal vor, daß nach der Operation kein Gipsverband angelegt wurde. Die frühe Bewegung brachte eine starke Besserung der Heilerfolge. Vestand [207] führte die Schraube in die Längsachse des Kalkaneus. Soeur [196, 197] operiert nach Palmer, jedoch ohne Knochentransplantation. Er stellt fest, daß das thalamische Fragment nicht nur herausgehoben, sondern auch derotiert werden muß. Pennal u. Yadav [164] operieren nach Palmer, benützen aber zur Erleichterung der Reposition das Distraktionsgerät von Gallie [69]. Die Operationsergebnisse halten sie nicht für zufriedenstellend. In 11% der Fälle gab es Komplikationen. Auch sei es wegen der Verschiedenheiten der Klassifikationen schwierig, die Behandlungsmethoden miteinander zu vergleichen. Zu ähnlichen Schlußfolgerungen kommen Nade u. Monahan [157]: Wegen der verschiedenen Fraktureinteilungen sei der Vergleich der Methoden unmöglich, auch die Beurteilung der Funktion nach der Fraktur sei subjektiv. Außerdem stellt er fest, daß die gewohnten Röntgenaufnahmen in 2 Ebenen nicht ausreichend über die Inkongruenz des Talokalkanealgelenkes informieren. Bei Frakturen, die mit schlechtem funktionellem Ergebnis heilten, hat er nach Jahren eine mäßige Besserung gesehen, was gegen das Entstehen bzw. die Rolle der Arthrose spräche.

Deburge et al. [51] ergänzen die Verschraubung des Thalamusfragmentes mit Kirschner-Drähten und stellen fest, daß die Grundbedingung für die gute Funktion eine gute anatomische Reposition ist. Scheffer [183] betrachtet den Verlauf der Bruchlinie als Grundlage der Klassifikation und beschreibt, daß es innerhalb derselben Typen Formen mit und ohne Dislokation geben kann. Lanzetta [123, 124] benutzt zur Fixation der verschiedenen Frakturen speziell angefertigte Krallenplatten. Nach der Operation empfiehlt er die frühe Mobilisierung ohne Belastung. Copf [42] fand, daß der Tubergelenkwinkel allein noch kein Gradmesser der guten Reposition sei und erarbeitete eine neue Operationsmethode. Dabei geht er von hinten ein, spaltet dabei die Achillessehne, hebt das Thalamusfragment von hinten heraus und stützt es mit einer keilförmigen Knochenplatte ab. Huggler u. Gianella [99] sind der Meinung, daß die Reposition der Depressionsfrakturen des Gelenkes nur operativ möglich ist. Börner [23] hebt das Thalamusfragment aus einem kleinen Lateralschnitt mit dem Meißel hoch, füllt die so entstandene Höhle fest mit Spongiosa aus und stabilisiert diesen Zustand mit Kirschner-Drähten. Nach der Operation empfiehlt er die frühe Bewegungstherapie ohne Belastung.

Konservative Behandlung

Hermann [94] legt nach der manuellen Reposition bis zur knöchernen Heilung einen Gipsverband an. Wendt [213, 214] meint, daß auch der Zug des M. triceps surae gemindert werden muß und legt deshalb den Gipsverband bei gebeugtem Knie und Spitzfußstellung an. Nach Barnard u. Odegard [12, 13] soll die Behandlung in erster Linie den Weichteilzustand schützen, die Wiederherstellung der Kalkaneusform ist nicht so wichtig. Sie legen beim Gipsen in leichter Eversion und Spitzfußstellung Schaumgummieinlagen unter die Ferse. Zur Erhaltung der Zirkulation läßt er früh bewegen, und stellt den Fuß nur verhältnismäßig kurz ruhig (5–6 Wochen). Seiner Meinung nach ergibt diese Methode bei minimalen Komplikationen viel zufriedenstellendere Ergebnisse als die operative Rekonstruktion. Die Beschwerden nach Kalkaneusfrakturen sind seiner Meinung nach nicht die Folge der Arthrose. Rowe et al. [178] und Vestand [207] gipsen nur nichtdislozierte Fersenbeinfrakturen. Mohr [152 a] reponiert mit manuellen Manipulationen und legt dann einen speziellen Gipsverband bis zur Oberschenkelmitte an, der Patient geht mit Belastung, aber der Fuß bleibt frei. So kann sowohl das obere als auch das untere Sprunggelenk mobilisiert werden. Mlynek et al. [152] bevorzugen die konservativen Methoden, da ihrer Meinung nach die operativen Eingriffe eine hohe Komplikationsrate haben.

King [113] erörtert in seiner Publikation, warum die meisten Chirurgen glauben, daß die Kalkaneusfraktur nicht richtig reponiert werden könne und daß es das beste sei, gar nicht einzugreifen. Den Hauptgrund sieht er darin, daß die radiologische Diagnostik nicht ausreicht, in der Pathologie keine Eintracht herrscht und das zu Unsicherheit führt, zum Mißtrauen gegenüber den einzelnen Methoden. Metz u. Voigtländer [148] und Muzzulini [156] erreichten mit dem Wendt-Gips gute Ergebnisse, Greiner et al. [80] dagegen fanden bei der konservativen Behandlung schlechtere Ergebnisse als bei der operativen. Slätis et al. [194] behandelten die nichtdislozierten thalamischen Frakturen im Gipsverband. Welz [211] untersuchte aus einer Sammelstatistik von Krankenhäusern der DDR die Ergebnisse von 2627 Frakturen. 52,1% der Patienten wurden mit Gipsverband behandelt. Besonders mit dem Wendt-Gips erzielten viele Autoren gute Ergebnisse. Seiner Meinung nach ist die konservative Behandlung nach den Ergebnissen auch heute noch eine annehmbare Methode.

Geschlossene Reposition und perkutane Stabilisierung

Cotton [43, 44] sowie Cotton u. Henderson [45] legen an den verbreiterten Kalkaneus lateral ein großflächiges Instrument an (z. B. einen breiten Meißel); durch Schläge auf dieses Instrument medialisiert er in der Fraktur den lateralisierten Tuber, wodurch sich der Kalkaneus remodelliert. Bendixen (zit. nach Goff [76]) benutzte schon 1917, lange vor Böhler, die Fersenpresse zur Verschmälerung des verbreiterten Kalkaneus. Die Fersenpresse nach Böhler [19–21] ist wahrscheinlich nur eine Weiterentwicklung dieses Instrumentes. Magnuson [140, 141] reponiert nach der Methode von Cotton, führt aber zuvor eine Z-Tenotomie an der Achillessehne durch. Böhler [19–21] beschreibt in seinem Buch mehrere Methoden: Er benutzt teils die Methode von Westhues, teils reponiert er mit seinem Schraubenzugapparat bei gebeugtem Knie durch Zug über den am Tuber calcanei angelegten Kirschner-Bügel. Den verbreiterten Kalkaneus verschmälert er mit einer Fersenpresse ähnlich der von Bendixen. Westhues [215–217] führt in den Tuber calcanei von hinten einen dem Steinmann-Nagel ähnelnden spitzen Metallspieß und stellt den Tubergelenkwinkel durch Zug des Instrumentes nach plantar wieder her. Um der Redislokation vorzubeugen, baut er den Nagel in den Gipsverband ein.

Bürkle de la Camp [31] empfiehlt die Methode von Westhues, benutzt aber einen Nagel mit Schraubengewinde, den er nach der Reposition weiter einschraubt, womit er vorübergehend das untere Sprunggelenk ruhigstellt. Er baut das Instrument nicht in den Gipsverband ein. Hermann [94] ließ die Methode von Cotton der Reposition mit Schlägen wiederaufleben. Merle D'Aubigné [147] reponiert nach der Methode von Westhues, dann durchbohrt er das subtalare Gelenk temporär mit 2 Kirschner-Drähten, um der Redislokation vorzubeugen. Später benutzt er statt der Kirschner-Drähte Schrauben. Goff [76] und Arnesen [9] reponieren nach der Schraubenzugmethode von Böhler: Gosset [78, 79] hebt das thalamische Fragment auf der Seite vom äußeren Knöchel her mit einem dort eingestochenen Kirschner-Draht heraus und baut diesen in den Gipsverband ein, damit sich das reponierte Fragment nicht redisloziert. Gissane [75] modifiziert die Methode von Westhues und benutzt statt eines Nagels ein spezielles Instrument, das er in den Tuber calcanei führt. Essex-Lopresti [60] benutzt die Methode von Westhues und das Instrument von Gissane zur Reposition. Anfangs legte er einen pantoffelartigen Gipsverband an, der die Bewegung des oberen Sprunggelenkes freiließ. Nach ungünstigen Erfahrungen ging er dann zum vollständigen Eingipsen über. Zorn [234] behandelt die Fersenbeinfrakturen nach der Methode von Bürkle de la Camp. Aitken [4] benutzt die Repositionsmethode mit dem Hammer nach Cotton. Das Problem liegt seiner Meinung nach in der Dislokation nach lateral, die das Fersenbein stark verbreitert. Er zieht den Tuber calcanei mit dem Extensionsbügel nach unten und hinten, dann schlägt er mit einem großflächigen Hammer von lateral einige Male auf den Tuber; dies reponiert und komprimiert die Fragmente. Dann gipst er in Spitzfußstellung. Nach 2–3 Wochen legt er einen neuen Gipsverband an, diesen schon in Neutralposition des Knöchels.

Rowe et al. [178] experimentierten mit mehreren Methoden, u. a. mit der manuellen Reposition, mit Kirschner-Drähten und mit Gipsverband. Sie versuchten, ihre Ergebnisse mit einem eigenen Punktsystem zu objektivieren. Hackstock u. Kolbow [84] setzten nach manueller Reposition die Stabilisierung mit mehreren Kirschner-Drähten und den Gipsverband nach Wendt ein. D'Connel et al. [161] benutzten die Kirschner-Drahtmethode nach Hackstock, aber ohne Gipsverband. Sie führen die frühe Bewegungstherapie ein. Sie halten die lange Ruhigstellung nach der Operation für schädlich und glauben, daß diese in mehreren Gelenken arthrofibrotische Prozesse auslöst. King [113] erreichte mit der Methode von Essex-Lopressti gute Ergebnisse. Albanese [5] preßt den verbreiterten Kalkaneus von der Seite mit einem Kompressionsapparat zusammen. Hupfauer [101–103] fixiert die nach Esthues reponierte Fraktur mit Kirschner-Drähten. Kalish [112] benutzt zur Reposition das Instrument von Gissane. Er ist der Meinung, daß es keine allgemeingültige Methode gibt, sondern daß man sich bei der Reposition nach der Form der Fraktur richten muß. Hackstock [82, 83] füllt nach der Reposition den durch Anheben des thalamischen Fragmentes entstandenen Spalt mit Spongiosa aus und legt nach dem Eingriff den Gipsverband nach Wendt an. Beck [15] reponiert nach der Methode von Westhues, dann durchbohrt er das Subtalargelenk, mit perkutanen Kirschner-Drähten nach Merle D'Aubigné und gipst in Spitzfußstellung ein.

Funktionelle Behandlung ohne äußere Ruhigstellung – Frühe Physiotherapie

Roberts (zit. nach Thoren [205]) empfiehlt die Bewegungstherapie ohne Gipsverband, und wartet ab, bis sich die akuten Schmerzen der Fraktur lindern. Seines Erachtens ist das die beste Methode bei Patienten über 50 Jahren mit dislozierten Frakturen. Carothers u. Lyons [35] sahen bei der frühen Mobilisierung gute Ergebnisse. Rosendahl-Jensen [176] fand dagegen beim Vergleich mehrerer Methoden gerade bei der funktionellen Behandlung die schlechtesten Ergebnisse. Dautry (zit. nach Burghele [30]) empfiehlt in den ersten Tagen nach der Fraktur das Hochlagern des Fußes und antiphlogistische Behandlung. Schwillt das Fußödem ab, beginnt er mit der passiven funktionellen Behandlung, dann umwickelt er den Knöchel mit einer elastischen Binde und erlaubt dem Patienten das Gehen. Die lokale antiphlogistische Behandlung setzt er mit Hydrokortisongaben fort. Nach der Meinung von Cave [36] schadet der Gipsverband bei Fersenbeinfraktur; länger als 2–3 Wochen darf nicht ruhiggestellt werden, und der Fuß ist früh zu bewegen, um die Funktionsfähigkeit zu erhalten.

Carey et al. [34], Caffinière et al. [33] sowie Fayt u. Caillian [62] fanden gleichfalls die frühe Bewegungstherapie als die beste Methode. Parkes [163] lagert den Fuß mit Fersenbeinfraktur in den ersten Tagen hoch, versorgt ihn mit leichtem Druckverband und läßt ihn früh bewegen. Durch die frühe funktionelle Behandlung klingt das Ödem leichter ab, und er ist der Meinung, daß sich so die Fibrose der Weichteile verhindern läßt. Auch die Muskelatrophie ist bei dieser Behandlung minimal. Die Fraktur kann sogar nach 4–6 Wochen belastet werden. Spector [198] behauptet, daß nur die Behandlungsmethode Beachtung verdient, die bei maximaler Funktion wenige Komplikationen verursacht, wie die frühe Bewegungstherapie ohne Stabilisierung. Scheffer [183] empfiehlt die funktionelle Behandlung bei Frakturen ohne Dislokation. Schweiberer et al. [188, 189] sind gleichfalls Anhänger der frühen funktionellen Behandlung, gestatten aber die Belastung erst in der 14. Woche. Habekost [81] legt zwar für 3–7 Tage eine Gipsschiene an und lagert den Fuß hoch, danach aber wird der Gipsverband abgenommen und mit der aktiven Gymnystik begonnen. Er stellt jedoch fest, daß sich die Ergebnisse proportional zur Schwere der Fraktur verschlechtern. Hörster [97, 98] empfiehlt bei den dislozierten Formen die funktionelle Behandlung nach kurzer Extension. Aus den statistischen Studien von Welz [211] geht hervor, daß in der DDR bei 2627 Fällen 34,8% der Frakturen mit einer früh-funktionellen Methode behandelt wurden. In erster Linie handelte es sich um schwere Trümmerfrakturen und beidseitige Frakturen, die zum Teil mit keinem schlechten Ergebnis heilten. Welz stellt fest, daß die funktionelle Behandlung risikofrei ist und daß es weniger Komplikationen gibt. Pozo et al. [166] legen für 10–14 Tage einen leichten Kompressionsverband an. Es folgt die aktive Gymnastik des oberen und unteren Sprunggelenkes für 3 Wochen, danach die allmähliche Belastung an Krücken. Weichteilschäden und Kontrakturen nach Kalkaneusfrakturen lassen sich ihrer Meinung nach am zweckmäßigsten durch die frühe Bewegungstherapie vermeiden.

Subtalare Arthrodese

Unseres Wissens hat Van Stockum 1912 (zit. nach Burghele [30]) als erster die primäre subtalare Arthrodese bei Kalkaneusfrakturen empfohlen. Zur Freilegung benutzte er den Schnitt nach Kocher unter dem äußeren Knöchel und fixierte nach Entknorpelung des hinteren Talokalkanealgelenkes mit Kirschner-Drähten, die er vom Tuber her in den Talus bohrte. Nach der Operation legte er für 3 Monate lang einen Gipsverband an. Gallie [69] benutzte ein Distraktionsgerät, wobei er die Drähte durch die distale Tibia bzw. den Tuber calcanei bohrte. So zog er Talus und Kalkaneus auseinander und legte mit einem Schnitt zwischen Achillessehne und äußerem Knöchel den hinteren Teil des Subtalargelenkes frei. Dann resezierte er die Knorpelflächen, entnahm der Crista ilei einen Knochenspan und verpflanzte ihn in den Resektionsspalt. Einen Gipsverband legte er nicht an, da der eingesetzte Keil nach Aufheben der Distraktion das entknorpelte Gebiet straff ausfüllte. Von der 8. Woche an gestattete er die Belastung. Harris [87, 88] erreichte mit einem Spezialgerät eine 3-Punkte-Distraktion. Die Kirschner-Drähte werden durch die distale Tibia und die Metatarsalknochen gebohrt. Nach der Distraktion wurde das vom Talus weggezogene thalamische Fragmente des Kalkaneus perkutan mit einem Steinmann-Nagel herausgehoben und für 3 Wochen ein Gipsverband angelegt. Die Ergebnisse der ersten Serie fand er aber nicht zufriedenstellend. Er meint, daß es auf jeden Fall zu Arthrofibrose kommt und ging deshalb zur Versteifung des Subtalargelenkes über. Auch hier benutzte er unverändert das 3-Punkte-Distraktionsgerät. Zur Versteifung modifizierte er die Methode von Gallie, indem er den Knochenspan aus der hinteren Fläche der freigelegten Tibia gewann. Seiner Vorstellung nach kann mit dieser Methode etwas von der Bewegung des unteren Sprunggelenkes erhalten werden, da nur der hintere Teil steif wird; im Talonavikular- und Kalkaneokuboidalgelenk bleibt eine gewisse Bewegung erhalten. Von günstigen Ergebnissen mit der primären Arthrodese des hinteren Talokalkanealgelenkes berichten Geckeler [73], Lange [121], Gollasch [77], Dick [56] sowie Lindsay u. Dewar [134]. Arnesen [9] fand, daß die primäre subtalare Arthrodese nur in den Fällen notwendig ist, bei denen man von vornherein kein gutes Ergebnis erwarten kann, also bei den Gelenkfrakturen. Stulz [200–202] kehrte zu der Methode von Van Stockum zurück, betonte aber, daß man vor der Arthrodese reponieren und wenigstens annähernd die alte Form des Kalkaneus wiederherstellen muß. Diese Methode nennt er Rekonstruktionsarthrodese. Er operiert von einem bogenförmigen Schnitt um den äußeren Knöchel aus und fixiert mit Kirschner-Drähten. Dann wird für 12 Wochen ein Gipsverband angelegt. Ehalt [58] sichert die subtalare Arthrodese vom Tuber calcanei her mit einem Schenkelhalsnagel, evtl. mit einer Spongiosaschraube. Pennal u. Yadav [164] sind bei schweren Frakturformen gleichfalls Anhänger der primären subtalaren Arthrodese, bemerken aber, daß sie bei ihren operativen Eingriffen in 11% Wundheilungsstörungen hatten. Schmid [186] führte 46 Arthrodesen durch, bei welchen er den Knorpel aus einer lateralen Freilegung entfernte und nach der Methode von Ehalt fixierte. In 4 Fällen kam es zur Osteomyelitis, in 5 Fällen zu oberflächlicher Infektion (20%). Holz [96] führte die Arthrodese nach Ehalt durch, schlug den Schenkelhalsnagel aber mit einem Zielgerät vom Talushals her ein. Noble u. Millan [159] empfehlen die Arthrodese nur bei den schwersten Bruchformen, bei leichteren Frakturen ziehen sie die funktionelle Bruchbehandlung vor. Mehrere Autoren [14, 40, 41, 203, 204, 233] halten die subtalare Arthrodese allein nicht für ausreichend, da nach Kalkaneusfrakturen auch die Chopart-Gelenklinie anders belastet wird, was später Komplikationen auslöst. Deshalb empfehlen sie neben der hinteren subtalaren Arthrodese auch die Arthrodese des Chopart-Gelenkes (Triplearthrodese).

Nach der Literatur läßt sich feststellen, daß es in bezug auf die Behandlung von dislozierten Fersenbeinfrakturen keine einheitliche Meinung gibt, daß aber auch die Heilerfolge trotz der verschiedensten Manipulationen höchstens zufriedenstellend sind.

Bei Methoden, die die Reposition und Retention mit operativer Freilegung forcieren, ist die Komplikationsrate hoch. Andererseits läßt sich aber auch durch große Operationen nicht immer eine vollkommene Reposition erreichen. Bei Methoden, die auf die Reposition verzichten und eher die frühe Bewegung forcieren, muß man mit ernsthaften Beschwerden rechnen.

Therapie

Bei der Kalkaneusfraktur findet man außerordentlich viele Bruchformen. Da nun die Therapie je nach Frakturtyp unterschiedlich ist, kann eine gute Klassifikation auch als therapeutische Richtlinie dienen. Wir benutzen unsere Klassifikation, die auf S. 33 beschrieben ist.

Gruppe A: Frakturen, die das hintere Talokalkanealgelenk nicht berühren

Die vertikalen Frakturen des processus medialis des Tuber calcanei, die isolierten Frakturen des Sustentaculum tali und die kleinen ligamentären Abbrißbrüche des Processus anterior (s. Abb. 36a, c, d) sind selten disloziert. Da sie nur indirekt belastet sind, handelt es sich in der Regel um problemlose Brüche, die bei 4- bis 6wöchiger Ruhigstellung im Gipsverband mit ausgezeichnetem funktionellem Ergebnis heilen können.

Hervorzuheben sind die horizontalen Frakturen des Tuber calcanei („Entenschnabelbruch" nach Böhler, Abb. 36b). Hier kann die Dislokation große Ausmaße annehmen, der scharfe Rand kann an der Achillessehne anliegen und diese verletzen, besonders wenn sie etwas proximaler als gewöhnlich ansetzt (Abb. 51). Hier sollte die Fraktur freigelegt (was medial oder lateral erfolgen kann), reponiert und mit einer Schraube oder Cerclage fixiert werden [138, 167].

Gruppe B: Frakturen, die das hintere Talokalkanealgellenk involvieren

Im Grunde genommen ist nicht jede Fraktur dieser Gruppe problematisch. Brüche ohne oder mit geringer Dislokation und erhaltenem Tubergelenkwinkel (Typ I a, II a, III a) bedürfen keiner Reposition und können konservativ behandelt werden. Nach 4- bis 6wöchiger Ruhigstellung im Gipsverband können sie mit gutem funktionellem Ergebnis geheilt sein. Nach der Entlastung in den ersten Wochen lassen sie sich später sogar belasten. Wir bevorzugen in diesen Fällen einen Gehgips mit Gehbügel (Abb. 52).

Die dislozierten Frakturen, die das hintere Talokalkanealgelenk involvieren (in unserer Einteilung Typ I b, c, II b, c, III b, c) sind problematisch. (Diese Bruchformen entsprechen ungefähr den Gruppen V – VIII bei Böhler.) Leider treten aber gerade diese Bruchformen am häufigsten auf; sie machen ca. $^3/_4$ sämtlicher Kalkaneusfrakturen aus. (In unserem Material waren es 306 von 376 Kalkaneusfrakturen, d. h. 81%.) Gerade bei der Behandlung dieser Bruchformen gehen die Meinungen auseinander, und man findet in der Fachliteratur vom maximalen Konservatismus bis zur radikalsten operativen Frei-

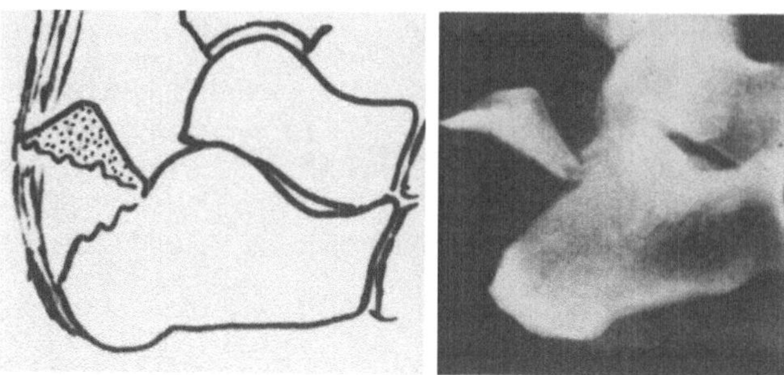

Abb. 51. Bei disloziertem „Entenschnabelbruch" ist es ratsam, die Fraktur freizulegen, zu reponieren und mit einer Schraube oder Cerclage feststellen

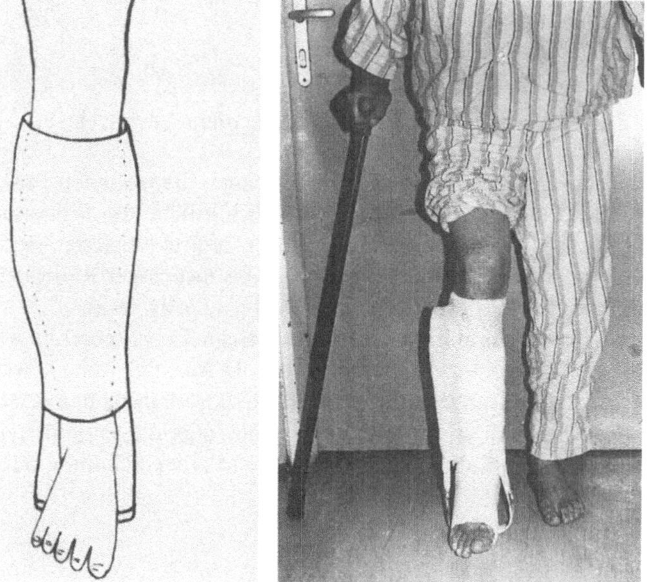

Abb. 52. Die Frakturen ohne Dislokation behandelten wir durch einen mit Gehbügel versehenen Gehgipsverband, der den Knöchel frei läßt. Die Fraktur selbst ist dadurch entlastet

legung die verschiedensten Verfahren. Ein Hauptthema der 5. Deutsch-Österreichisch-Schweizerischen Unfalltagung in Berlin (1987) war die „Pro- und Kontra"-Diskussion zur Therapie dieser Frakturen; in 28 Vorträgen wurden dabei 7–8 verschiedene Standpunkte vertreten.

Für die konservative Behandlung gibt es ohne Zweifel viele Argumente [21, 94, 97, 98, 109, 110, 113, 117, 122, 152, 190]. In erster Linie ist sie risikoarm. Viele Autoren [148, 152, 156] sind der Meinung, daß sich die Spätergebnisse kaum von denen nach operativer Behandlung unterscheiden. Nach der Sammelstatistik von Welz [211] wurden in den Krankenhäusern der DDR von 2600 Kalkaneusfrakturen mehr als 1500 konservativ behandelt.

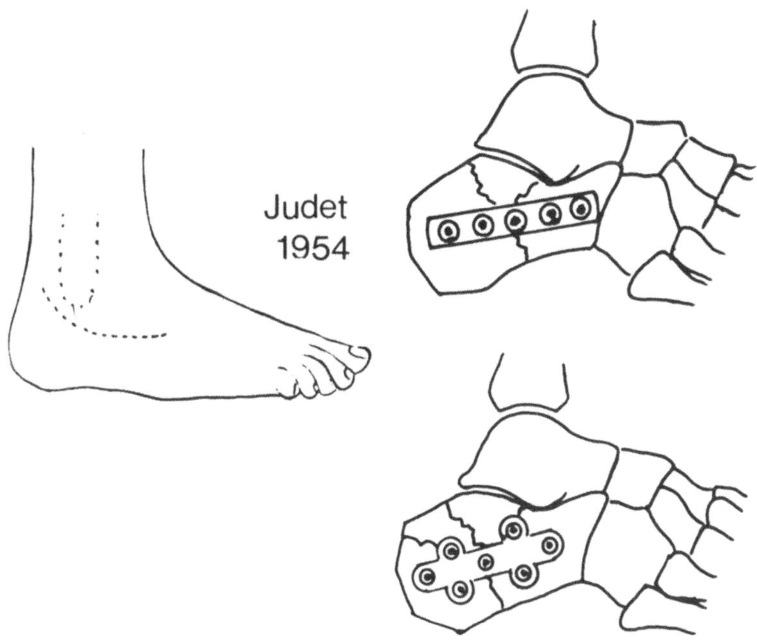

Abb. 53. Das Bestreben, eine Kalkaneusfraktur mit den verschiedensten Platten stabil zu fixieren, ist kein neuer Gedanke

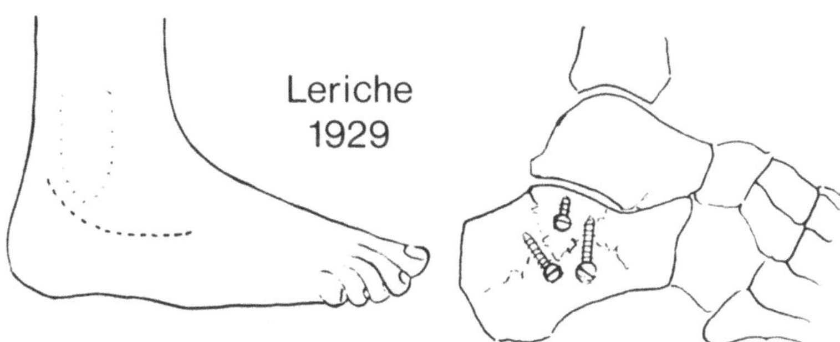

Abb. 54. Fixation einer Kalkaneusfraktur mit Schrauben

Aber genauso viele Argumente sprechen für die operative Behandlung [23, 74, 99, 124, 130, 132, 155, 157, 162, 180, 196, 223, 235). So lassen sich die ursprüngliche Form des Fersenbeines und die Kongruenz des unteren Sprunggelenkes weitgehend wiederherstellen, was sich sicherlich auf die ganze Fußform und damit auf die Statik günstig auswirkt. Außerdem gestattet eine stabile Fixation mittels Platten (Abb. 53), Schrauben (Abb. 54) oder mit anderen Mitteln – evtl. die Unterfütterung mit autologen Spongiosastückchen (Abb. 55) – die sofortige funktionelle Nachbehandlung, und Geh- und Arbeitsfähigkeit können vergleichsweise rascher erreicht werden als nach Gipsverbänden.

Sicherlich hat aber die operative Nachbehandlung auch ihre Nachteile und Gefahren. Der zarte Weichteilmantel des Kalkaneus z. B. ist besonders anfällig für Wundheilstö-

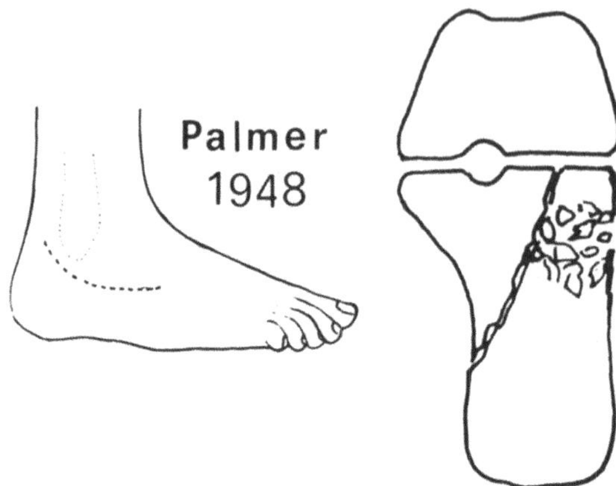

Abb. 55. Dem Vorschlag von Palmer, das abgekippte laterale Stück mit Spongiosastücken zu unterbolzen, folgen mehrere Autoren bei der blutigen Reposition der Kalkaneusfraktur

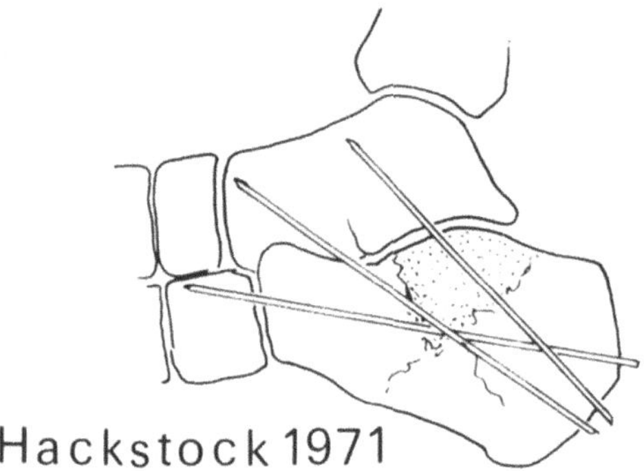

Abb. 56. Die Bohrdrahtosteosynthese ist eine gern benutzte Fixationsmethode bei der Behandlung von Kalkaneusfrakturen

rungen und damit für Infekte. Bei Bézes [16] traten z. B. bei 120 Osteosynthesen 6 Infektionen auf. Bei Mutschler et al. [155] kamen bei 31 operierten Fällen 2 Frühinfektionen und 2 Wundheilungsstörungen vor.

Es ist deshalb verständlich, daß ein Mittelweg gesucht wird, der sich, statt operativ freizulegen, mit einer „Minimalosteosynthese" geringerer Stabilität begnügt. Dabei handelt es sich in den meisten Fällen um eine Bohrdrahtosteosynthese (Abb. 56), laut Fachliteratur ein sehr verbreitetes Verfahren [23, 27, 84, 160, 180, 184].

Wir haben für die Behandlung unserer Kalkaneusfrakturen anfangs die Bohrdrahtosteosynthese nach dem Prinzip von Hackstock u. Kolbow [84] verwendet (Abb. 57), die ihre Fälle für 12 Wochen eingegipst haben, und die Belastung des Fußes erst nach 6 Wochen gestatteten.

Im Gegensatz zu ihnen fixierten wir unsere Kalkaneusfrakturen nicht so lange Zeit. Nach der Bohrdrahtosteosynthese erhielten die Patienten einen Gipsverband mit Gehbügel (s. Abb. 52), der den Fuß frei ließ. So konnten die Patienten ziemlich früh mit Belastung gehen, ohne daß der Fuß selbst belastet gewesen wäre. Dieser Gipsverband und die

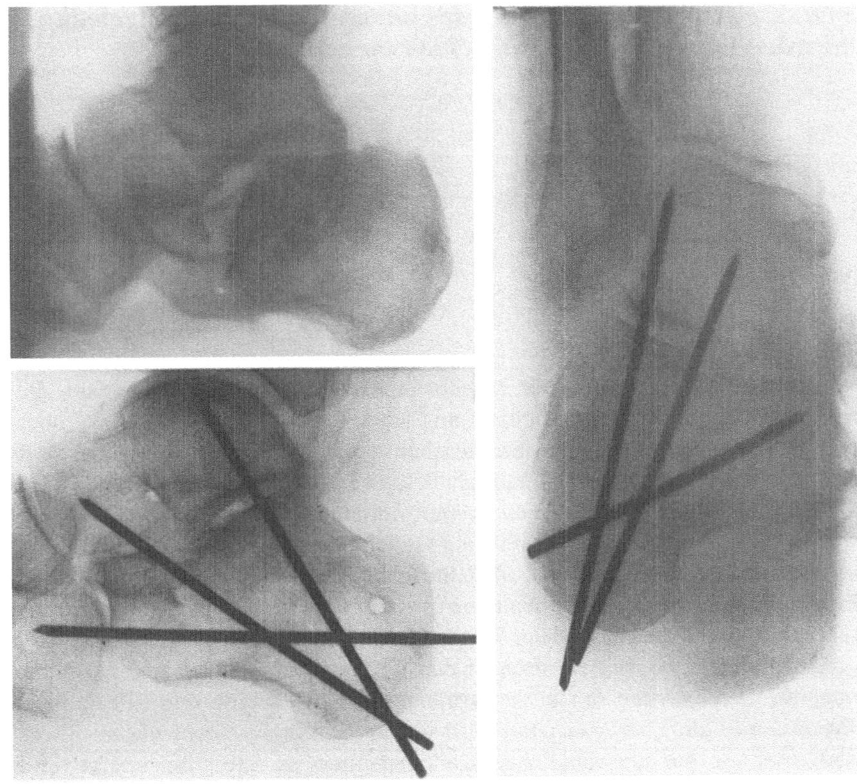

Abb. 57. Einer unserer Fälle: Bohrdrahtosteosynthese

Drähte wurden nach 6–8 Wochen entfernt, und der Patient durfte zwar mit Krücken, aber mit immer mehr Belastung gehen. Auf diese Weise haben wir gute Ergebnisse erreicht (Auswertung s. unten).

Wir waren aber bestrebt, das Verfahren zu verbessern. Unser Ziel war es, eine bewegungsstabile Osteosynthese zu erreichen, die den Gipsverband überflüssig macht und eine frühe funktionelle Behandlung des ganzen Fußes ermöglicht. Nur eine ausgezeichnete Reposition, eine zuverlässige Fixation des gut reponierten Bruches und dadurch eine frühe funktionelle Behandlung können bei der Kalkaneusfraktur zu einem guten Ergebnis führen.

Verfahren zur Behandlung der das hintere Talokalkanealgelenk involvierenden und dislozierten Kalkaneusfrakturen

Reposition

Von größter Bedeutung bei der Bruchbehandlung ist die gute Reposition, die sich aber bei der Kalkaneusfraktur manchmal nur schwer verwirlichen läßt. Bleibt aber im hinteren Talokalkanealgelenk eine Stufenbildung zurück, so wird diese durch die spätere Arthrose ebenso zur Quelle starker Beschwerden wie bei anderen Gelenken nach Heilung mit Stufenbildung. Dies ist beim unteren Sprunggelenk um so mehr der Fall, weil es bei jedem Schritt (viele 1000mal täglich) gezwungen ist, das ganze Körpergewicht zu tragen. Aber auch Frakturen ohne Stufenbildung, die nur durch die Veränderung der Belastung des hinteren Talokalkanealgelenkes zum traumatischen pes planovalgus führen, sind die Ursache vieler Beschwerden, da es durch die veränderte Statik des ganzen Fußes auch zu Arthrosen in den übrigen Fußgelenken kommt. Dazu kommen noch die Beschwerden durch Vernarbungen der Weichteile und des Bandsystems. *Die Reposition ist also unerläßlich,* nur wird sie durch mehrere Umstände erschwert. Die Wiederherstellung der ursprünglichen Kalkaneusform ist selbst bei operativer Freilegung nicht immer leicht. Die dislozierten, manchmal auch sehr fragilen Fragmente sind durch starke Bänder miteinander verbunden. Auch die Zugwirkung der Achillessehne wirkt der

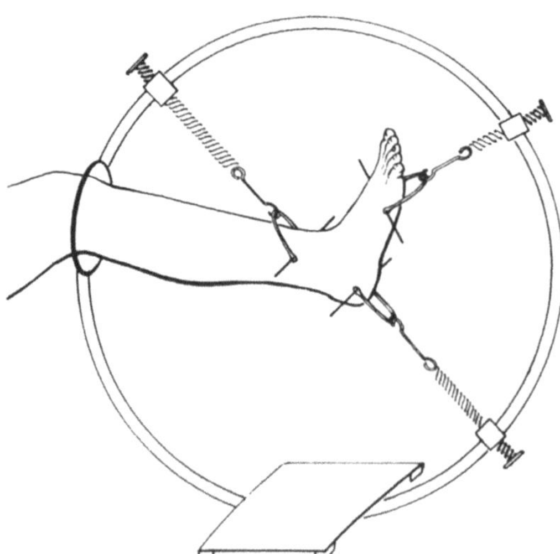

Abb. 58. Der Apparat von Harris zur Reposition der Kalkaneusfraktur steht unserer Konzeption nahe. Das Wesentliche läßt sich aber mit unserem Repositionsgerät viel einfacher lösen

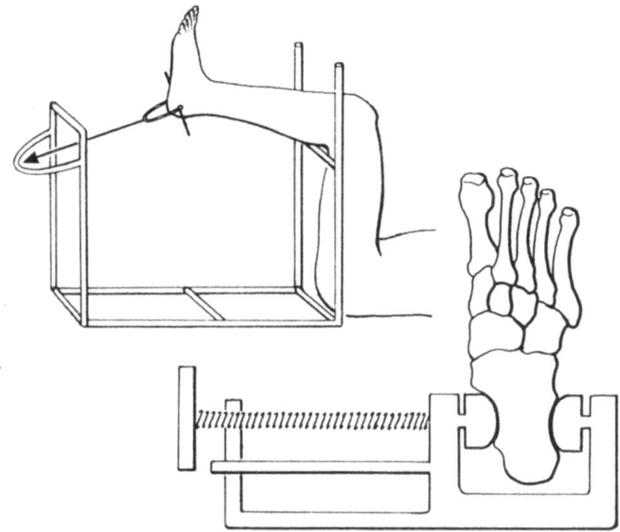

Abb. 59. Die *Böhler*-Fersenpresse eignet sich sehr gut zur Verschmälerung des verbreiterten Kalkaneus, wenn der Tubergelenkwinkel wiederhergestellt ist

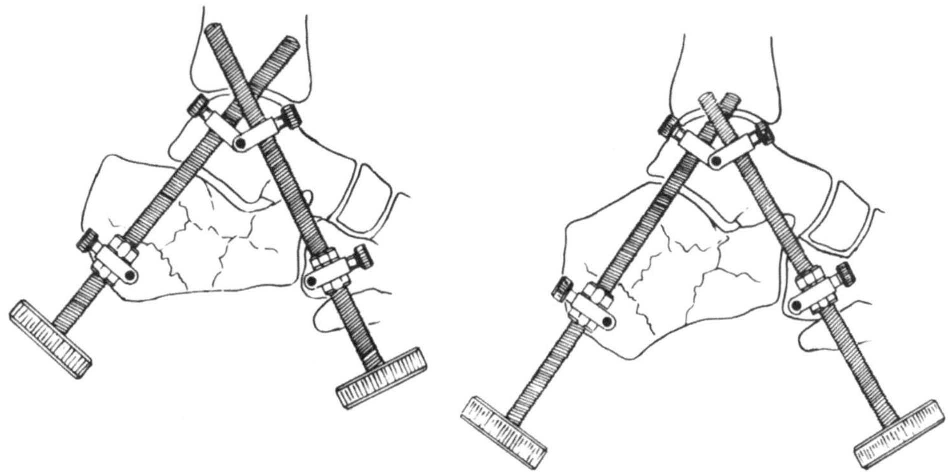

Abb. 60. Unser Apparat besteht aus 4 Stahlstangen mit dichtem Schraubengewinde, die durch ihre Backen an den Kirschner-Drähten befestigt werden können, wodurch die Distanz zwischen letzteren durch Drehen der Stangen vergrößert wird

Reposition entgegen. Weil die Kraftarme der Fraktur kurz sind, ist es häufig unmöglich, den Widerstand manuell zu besiegen. Aus diesem Grund wurden Repositionsgeräte konstruiert, mit denen sich manuell eine große Kraft erreichen läßt [19, 87, 215, 216] (Abb. 58 und 59).

Unser Repositionsgerät ähnelt in der Theorie am ehesten dem von Harris (Abb. 58), ist aber bedeutend einfacher aufgebaut: Das ganze Repositions-Retentions-Manöver läßt sich mit dem Bildwandler verfolgen.

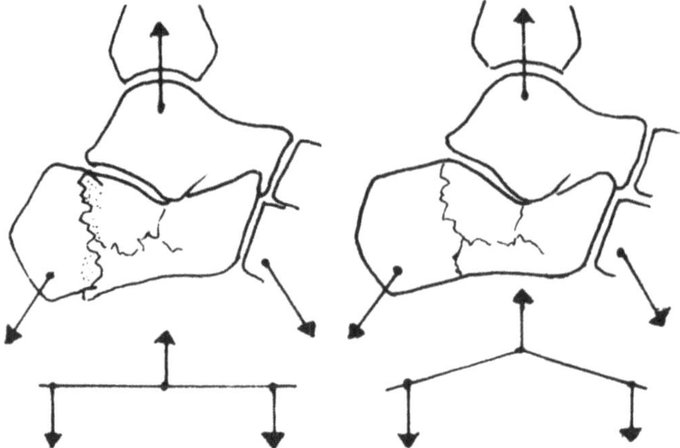

Abb. 61. Theoretische Grundlage unseres Repositionsverfahrens: Die 3 Punkte werden auseinandergezogen, wodurch einerseits der Tubergelenkwinkel wiederhergestellt wird und andererseits infolge der Distraktion der Bruchstücke die anderen Bedingungen einer erfolgreichen Reposition erleichtert sind

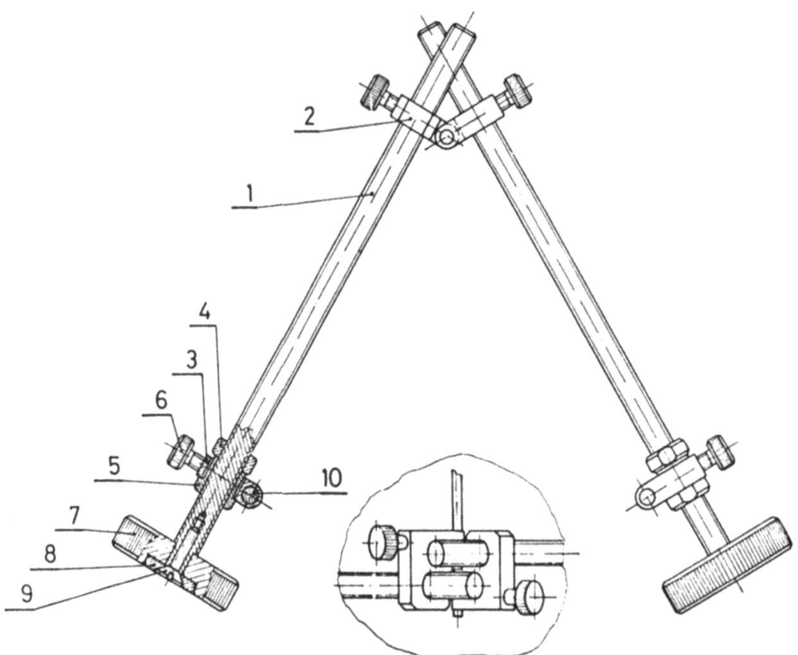

Abb. 62. Technischer Aufbau unseres Repositionsapparates

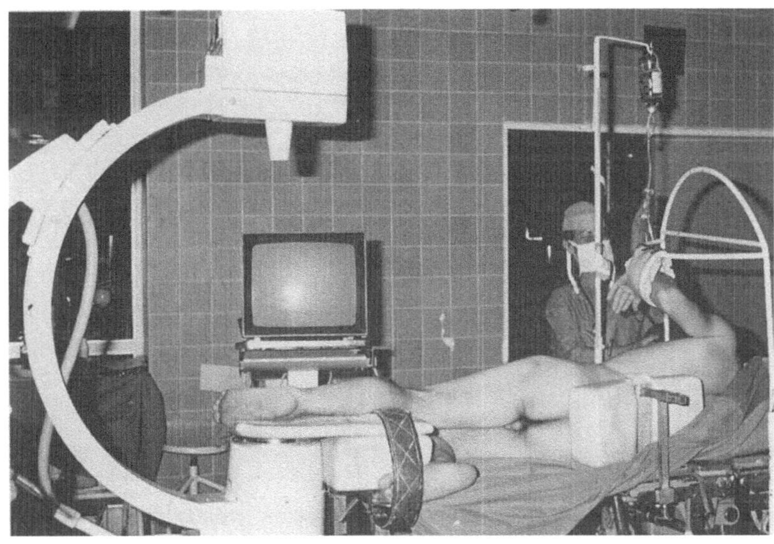

Abb. 63. Der Patient liegt auf einem gewöhnlichen Operationstisch auf der Seite; das Bein wird auf einem Kissen über dem Bildwandler gelagert

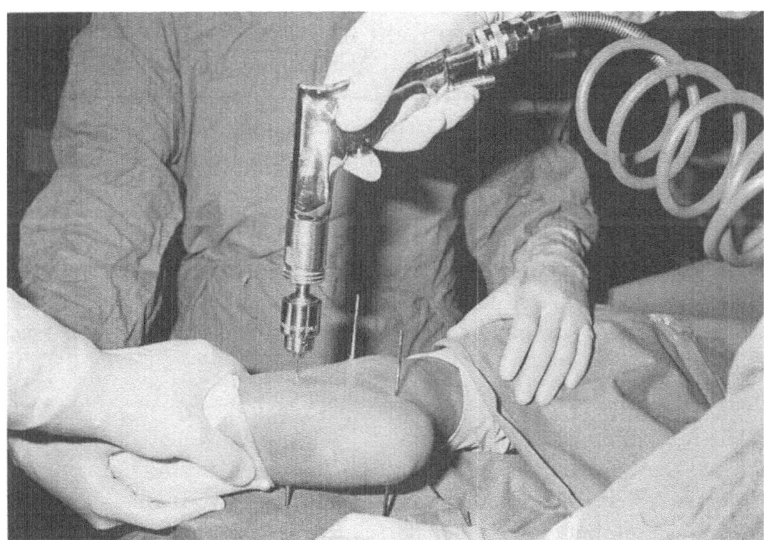

Abb. 64. Unter Bildwandlerkontrolle werden 3 dicke Kirschner-Drähte an den entsprechenden Stellen des Fußes (Tuber calcanei, Trochlea tali, Os cuboideum) durchgebohrt

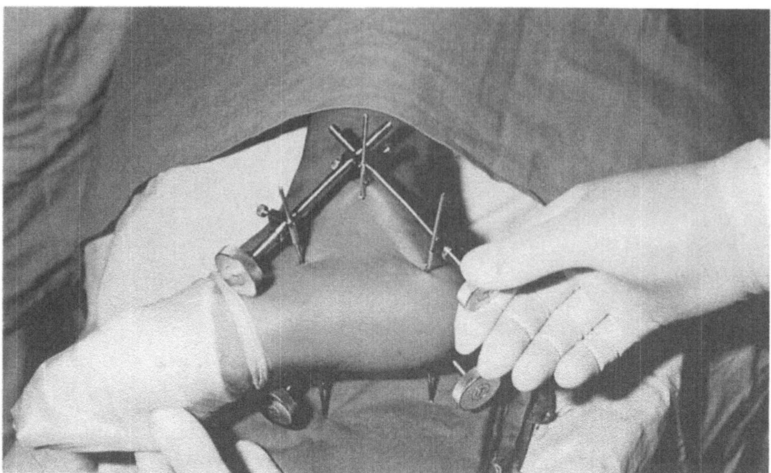

Abb. 65. Durch Drehen an den Rändern des Apparates werden die 3 Kirschner-Drähte und damit auch die Bruchstücke selbst auseinandergezogen

Konzeption: An 3 Punkten, durch Tuber calcanei, Trochlea tali und Os cuboideum, werden 3 mm dicke Kirschner-Drähte gebohrt, und die dislozierte Kalkaneusfraktur wird an diesen 3 Punkten in vertikaler Richtung distrahiert (Abb. 61).

Der Apparat selbst besteht aus 4 Stahlspangen mit dichtem Schraubengewinde, die durch ihre Balken an den Kirschner-Drähten befestigt werden können; die Distanz zwischen letzteren läßt sich durch Drehen der Spangen vergrößern (s. Abb. 60 und 62).

Bei der Reposition einer dislozierten Kalkaneusfraktur sind folgende Bedingungen zu erfüllen:

– Der Tubergelenkwinkel ist aufzurichten.
– Die durch die Fraktur verbreiterte Ferse ist zu verschmälern.
– Die Varus-Valgus-Fehlstellung des Fußes ist zu beheben.
– Die Kongruenz des hinteren Talokalkanealgelenkes ist wiederherzustellen.

Wir führen die Reposition folgendermaßen durch:

Die Reposition in Allgemeinnarkose soll so früh wie möglich, aber spätestens bis zum 2. bis 3. Tag erfolgen, da sie wegen der schnellen Konsolidierung des Bruches später mit großen Schwierigkeiten verbunden ist. Auch erschwert dann das Entstehen von Blasen die Reposition, und entlang der Kirschner-Drähte erhöht sich die Infektionsgefahr.

Der Patient liegt auf einem gewöhnlichen Operationstisch auf der Seite. Das Bein wird über dem Bildwandler auf ein Kissen gelagert (Abb. 63). Nach sterilem Abdecken werden die 3 mm dicken und 20 cm langen Kirschner-Drähte unter Bildwandlerkontrolle eingebohrt (Abb. 64). Danach wird das Distraktionsgerät an beiden Seiten aufgelegt, und die Backen werden an den Kirschner-Drähten befestigt. Durch langsames Drehen der Räder werden die Kirschner-Drähte auseinandergezogen (Abb. 65). Der Tubergelenkwinkel läßt sich so meist leicht aufrichten. Vom Ablauf der Reposition kann man sich mit Hilfe des Bildwandlers überzeugen (Abb. 66). Ist der Tubergelenkwinkel wieder-

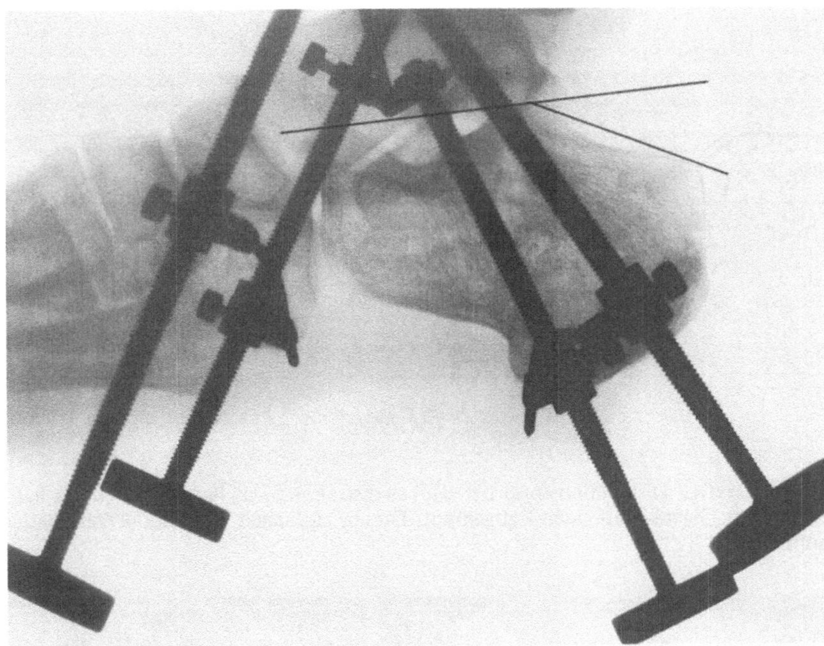

Abb. 66. Der Tubergelenkwinkel läßt sich so in der Regel leicht wiederherstellen. Das Repositionsgerät gestattet durch die Bildwandlerkontrolle eine gute Beurteilung des erreichten Tubergelenkwinkels

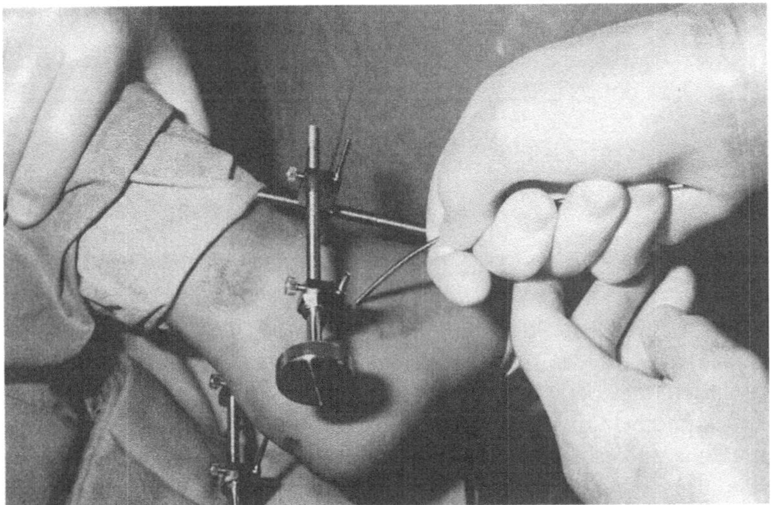

Abb. 67. Das Beheben der Stufenbildung im hinteren Talokalkanealgelenk. Man sticht einen dicken Kirschner-Draht perkutan in das abgekippte laterale Stück und hebt es damit auf

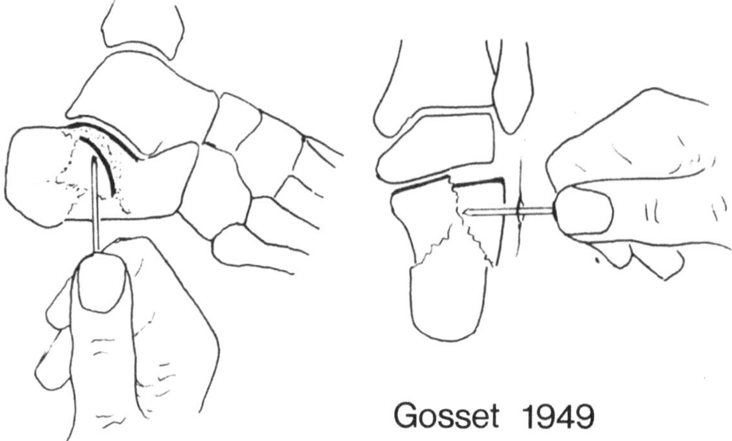

Abb. 68. Häufige Dislokationsform der Kalkaneusfraktur: Das laterale Stück des halbierten (oder gedrittelten) Gelenkes ist lateral abgekippt. Diesen einfachen Repositionskniff hat schon Gosset empfohlen

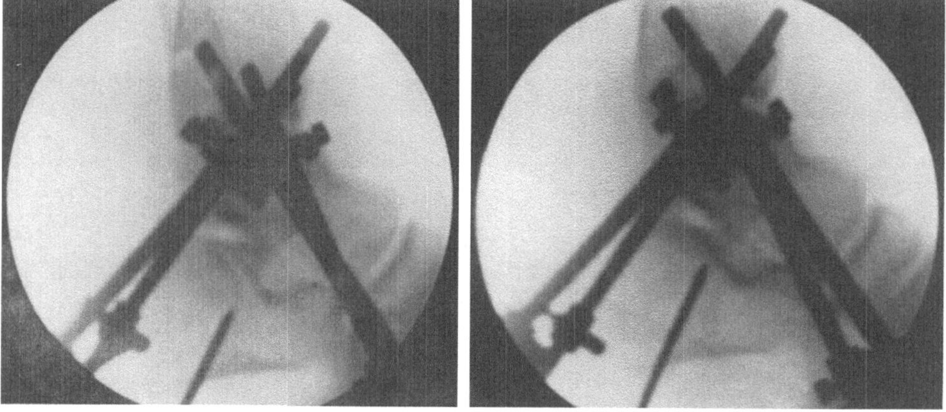

Abb. 69. Mit dem Bildwandler läßt sich kontrollieren, ob der Repositionsversuch erfolgreich war

hergestellt, wird bei Stufenbildung im hinteren Talokalkanealgelenk die Reposition behoben; dies ist die schwierigste Phase dieses Verfahrens. Man sticht einen dicken Kirschner-Draht perkutan unter Bildwandlerkontrolle in das abgekippte laterale Frakturstück und hebt dieses auf (Abb. 67). Auf diese Weise gelingt es in der Regel, die Stufenbildung zu beseitigen (Abb. 68), da das laterale Bruchstück meistens umgekippt ist. Diese Idee ist nicht neu. Schon Gosset [78] hat empfohlen, das abgekippte laterale Stück des hinteren Talokalkanealgelenkes so aufzuheben. Dies kann aber nur gelingen, wenn die Bruchstücke auseinandergezogen sind, wie es bei unserem Repositionsmanöver der Fall ist. Auf dem Bildwandler ist die gute Reposition dieses Stückes deutlich zu erkennen (Abb. 69).

Nun wird noch die durch die Fraktur verbreiterte Ferse der Böhler-Fersenpresse verschmälert (Abb. 70 und Abb. 71). Wir legen die Höcker des Apparates zwischen die

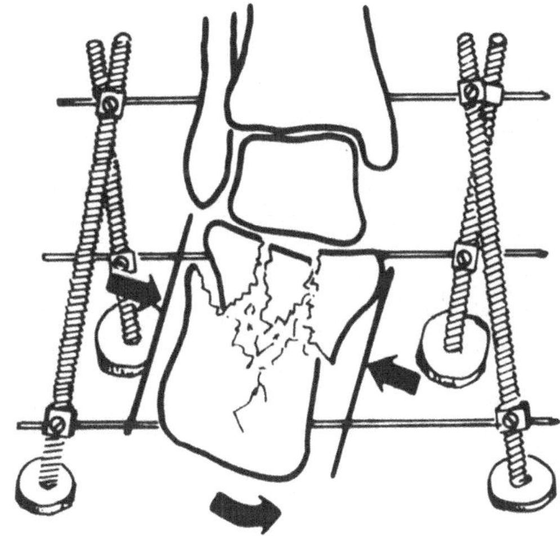

Abb. 70. Eine Bedingung der erfolgreichen Reposition ist die Verschmälerung der verbreiterten Ferse durch ihr Zusammendrücken von beiden Seiten. Auch die Valgus- oder Varusfehlstellung läßt sich so korrigieren

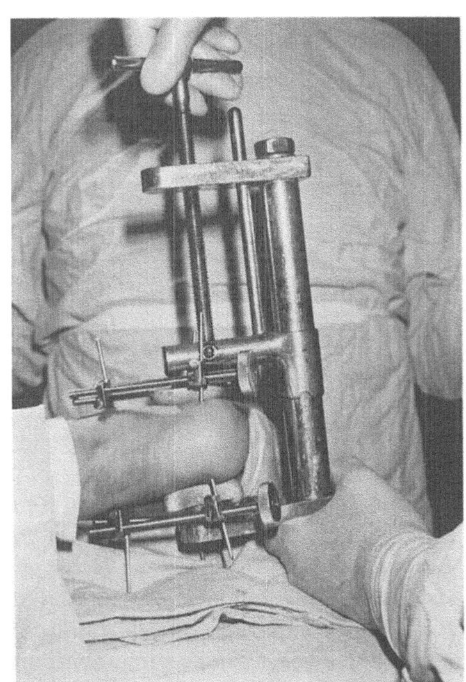

Abb. 71. Das Zusammendrücken der verbreiterten Ferse wird bei unserem Repositionsmanöver durch vorsichtiges Verwenden der Böhler-Fersenpresse erreicht. Zwischen den Stangen unseres Repositionsapparates ist Platz genug für die Höcker der Fersenpresse

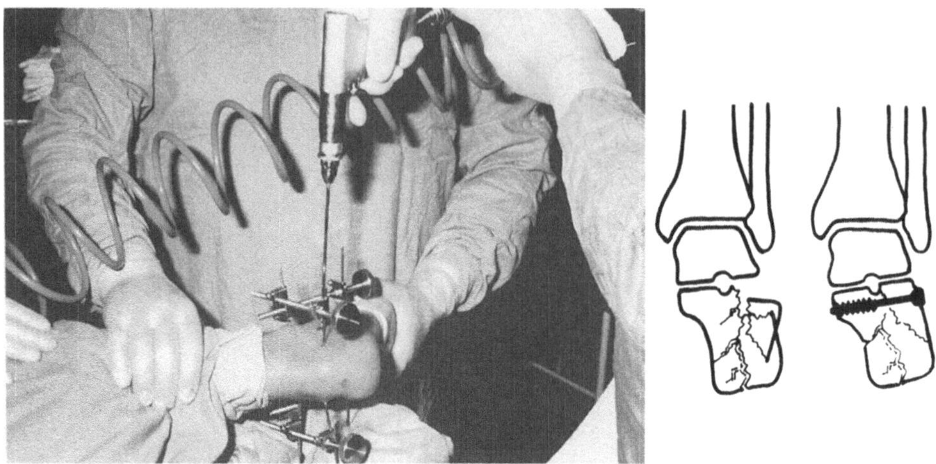

Abb. 72. Das abgekippte laterale Bruchstück der Fraktur wird nach erfolgreicher Reposition nach Vorbohren mit einem 3,2-mm-Spiralbohrer ohne Gewindeschneiden mit einer AO-Malleolarschraube fixiert

Schäfte des Distraktionsgerätes und pressen die Ferse durch langsames vorsichtiges Drehen von der Seite her zusammen (Abb. 71). So läßt sich auch der 4. Repositionsanspruch, die Korrektion der Valgus- oder Varusfehlstellung, erfüllen. Mit diesen Manipulationen sind alle 4 Bedingungen einer erfolgreichen Reposition erfüllt. Nach Entfernen der Fersenpresse folgt die Retention.

Retention

Das Wesentliche unserer Retentionsmethode ist die Fixation der Fraktur mit perkutanen AO-Spongiosaschrauben.

Handelte es sich um eine Fraktur mit Stufenbildung im hinteren Talokalkanealgelenk, sollte mit der Fixation dieses reponierten Bruchstückes begonnen werden. Dazu legt man eine Stichinzision von 1–2 cm unter dem äußeren Knöchel – die Stelle kann mit Bildwandlerkontrolle bestimmt werden – und bohrt mit einem 3,2-mm-Spiralbohrer möglichst nahe am subkortikalen Teil dieses Bruchstückes vor (Abb. 72). Ohne Gewindeschneiden wird dieses Bruchstück mit einer Malleolarschraube quer bis zur Kortikalis der medialen Seite fixiert. Solange das Distraktionsgerät wirkt, zeigt das Bruchstück nach der Reposition keine große Neigung zur Redislokation.

Lag keine Stufenbildung vor, läßt man dieses Manöver aus und beginnt sofort mit der Fixation der Hauptfragmente. Dazu macht man eine kleine Stichinzision am mediolateralen Teil des Tuber calcanei und bohrt mit einem 4,5-mm-Spiralbohrer in Richtung auf das Kalkaneokuboidealgelenk vor (Abb. 73). Nach dem Gewindeschneiden schraubt man eine entsprechend lange AO-Spongiosaschraube mit möglichst kurzem Gewinde bis zur Kortikalis des Kalkaneokuboidealgelenkes ein, ohne dieses zu berühren (Abb. 74). Aus einer 2. Stichinzision (etwas medialer zur 1.) folgt das Einschrauben der 2. Spongiosaschraube, jedoch in Richtung des hinteren Talokalkanealgelenkes. Die 2 Spongiosa-

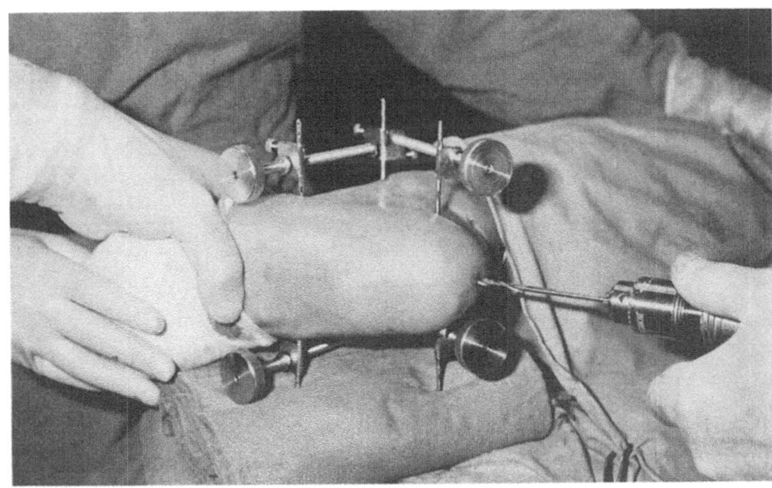

Abb. 73. Die Fixation der Kalkaneusfraktur im Ganzen geschieht mit 2 AO-Spongiosaschrauben. Nach einer Stichinzision über dem Tuber calcanei wird mit dem 4,5-mm-Spiralbohrer in Richtung Kalkaneokuboidealgelenk vorgebohrt

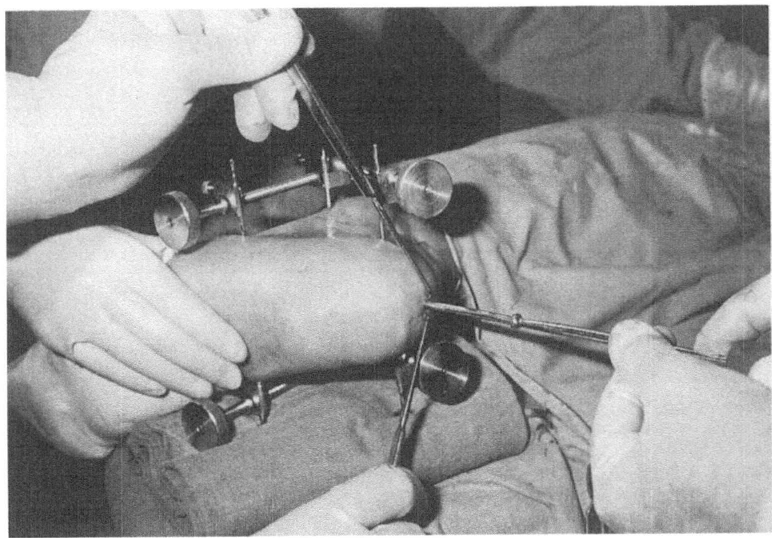

Abb. 74. Nach Gewindeschneiden des Bohrloches schraubt man eine entsprechend lange Spongiosaschraube ein, ohne dabei das Kalkaneokuboidealgelenk zu erreichen. Aus einer 2. Stichinzision (etwas medialer als die 1.) wird eine 2. Spongiosaschraube in Richtung auf das hintere Talokalkanealgelenk eingeschraubt. Damit ist unser Fixationsverfahren beendet. Das Repositionsgerät und die Kirschner-Drähte können entfernt werden

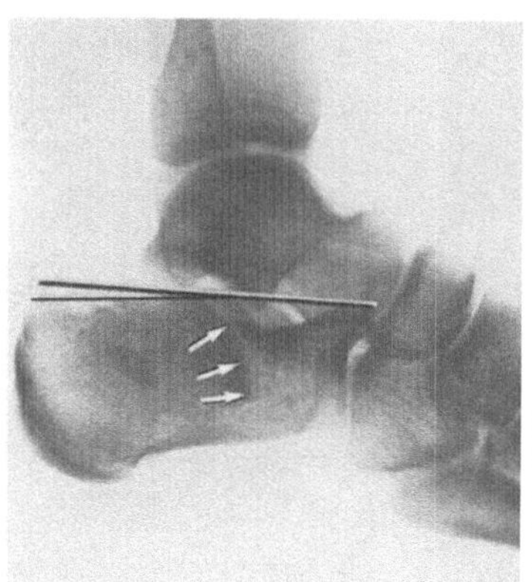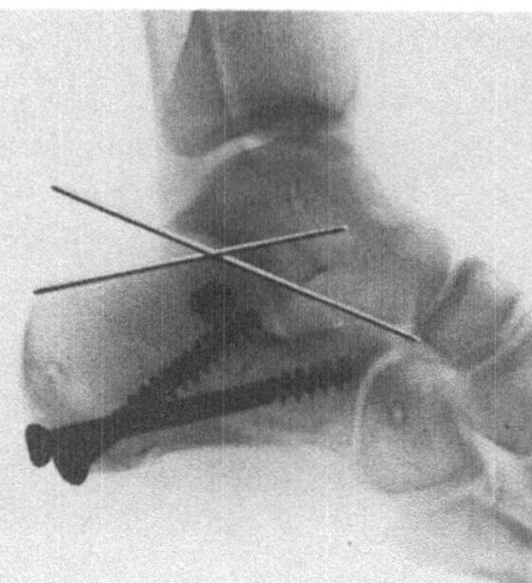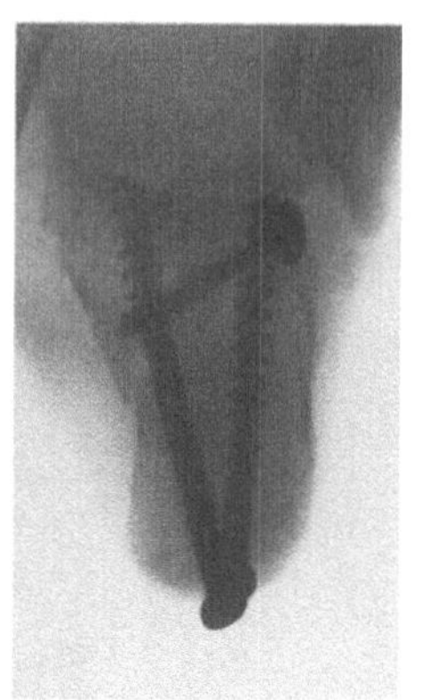

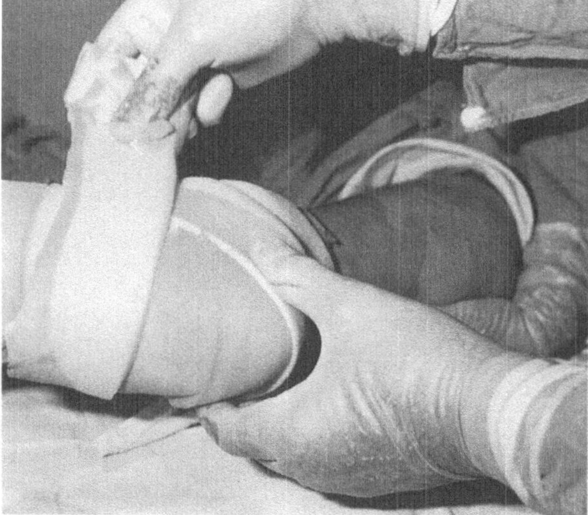

ußes kann sofort begonnen werden

Abb. 78. Vom 2./3. Tag an darf der Patient aufstehen, zuerst selbstverständlich mit Krücken, später mit allmählicher, vorsichtiger Belastung

Abb. 75 zeigt einen guten Repositions- und Retentionszustand einer Fraktur vom Typ II b.

Mit diesem Verfahren wird eine überraschend gute Fixation der Fraktur erreicht. Es ist erstaunlich, daß 2 (oder 3) Schrauben einen mit so starkem Kraftaufwand reponierten Trümmerbruch festhalten können, aber eine Tatsache, die auch durch unsere jahrelangen Beobachtungen von 265 auf diese Weise behandelten Kalkaneusfrakturen bestätigt wird. Wir erklären dies wie folgt:

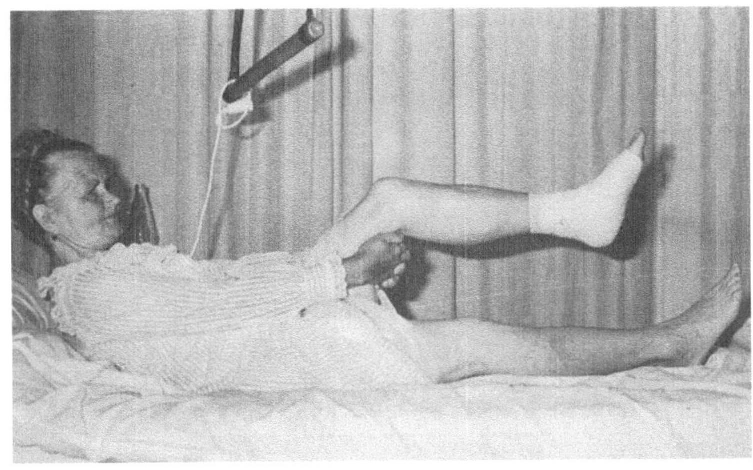

Abb. 77. Mit der aktiven Bewegung des Fußes kann sofort begonnen werden

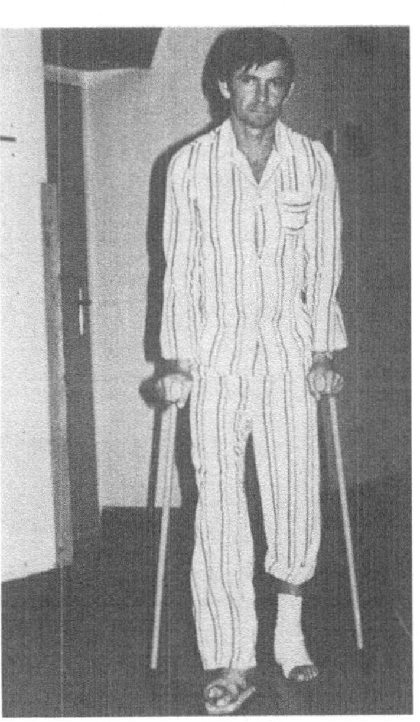

Abb. 78. Vom 2./3. Tag an darf der Patient aufstehen, zuerst selbstverständlich mit Krücken, später mit allmählicher, vorsichtiger Belastung

Abb. 75 zeigt einen guten Repositions- und Retentionszustand einer Fraktur vom Typ II b.

Mit diesem Verfahren wird eine überraschend gute Fixation der Fraktur erreicht. Es ist erstaunlich, daß 2 (oder 3) Schrauben einen mit so starkem Kraftaufwand reponierten Trümmerbruch festhalten können, aber eine Tatsache, die auch durch unsere jahrelangen Beobachtungen von 265 auf diese Weise behandelten Kalkaneusfrakturen bestätigt wird. Wir erklären dies wie folgt:

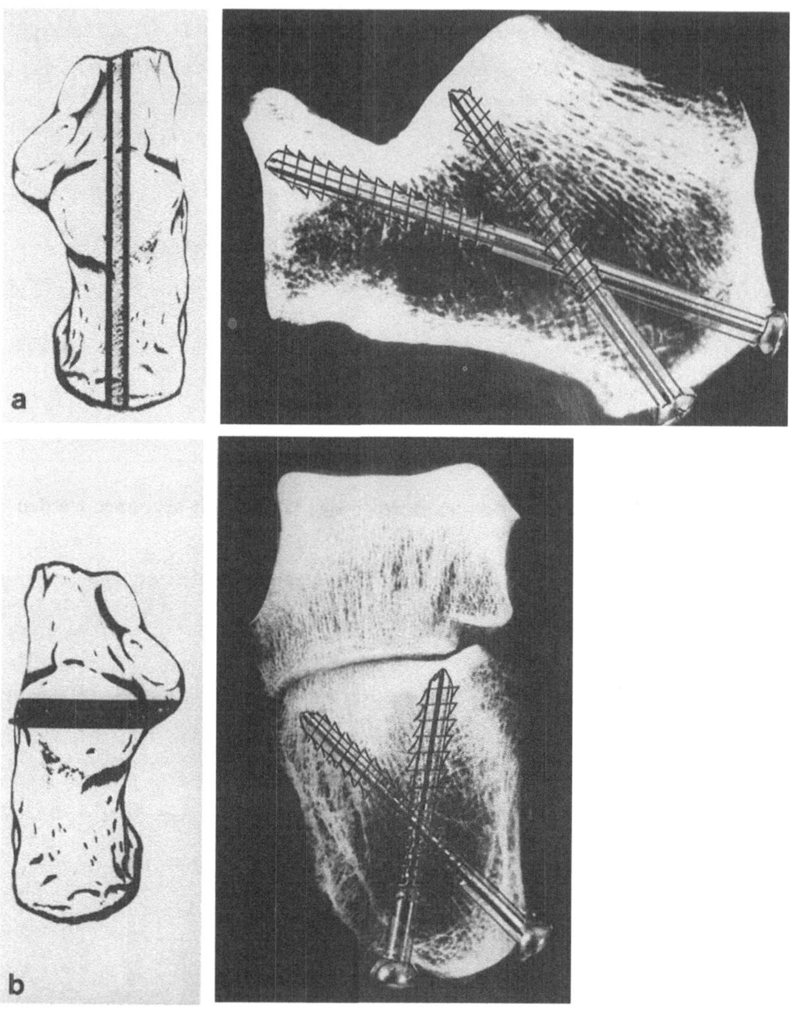

Abb. 79 a, b. Die gute Fixation der Kalkaneusfraktur mit 2 Schrauben beruht auf der Tatsache, daß die 2 Spongiosaschrauben den Bruch an den kortikalen Teilen des Kalkaneus umstützten, so wie Stützpfeiler ein Haus während des Umbaus halten. Unsere Bilder sind photographisch verhärtet, dadurch sind die kortikalen Teile des Kalkaneus akzentuiert. Diese verhärtete Darstellung zeigt deutlicher, was wir meinen. (Die normale Balkenstruktur eines Kalkaneus s. Abb. 2–4)

An den Abstützpunkten der Schrauben sind die kortikalisnahen Teile des Kalkaneus stark, und die Schrauben halten den Bruch wie die Stützpfeiler ein Haus beim Umbau. Die Abb. 79 veranschaulicht dies besonders deutlich an einer willkürlich „verhärteten" Röntgenaufnahme.

Zu erwähnen ist noch, daß die dislozierte Kalkaneusfraktur von mehreren Autoren als „Impressionsfraktur" aufgefaßt wird. Unzweifelhaft gibt es Fersenbeinbrüche, die etwas ineinander imprimiert sind. In den meisten Fällen handelt es sich aber um nicht ineinander imprimierte, sondern nebeneinander verschobene Bruchstücke (deshalb ist die Ferse bei Fersenbeinfrakturen verbreitert). Auf der lateralen Röntgenaufnahme wirkt dies, als

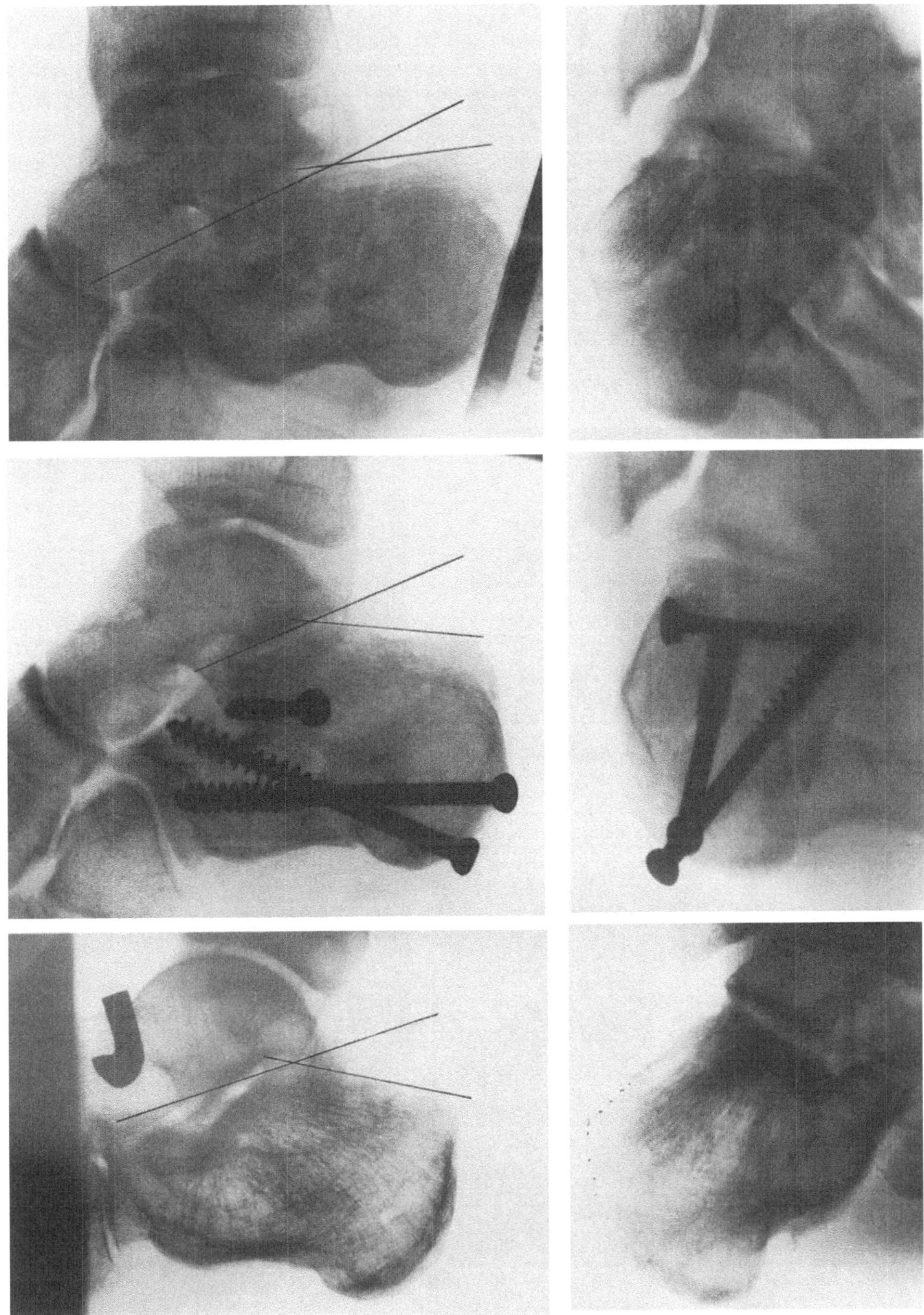

Abb. 80. Schwerer Trümmerbruch. Das hintere Talokalkanealgelenk ist in mehrere Stücke gebrochen (Typ II c). Serienbilder vor und nach der Reposition und geheilt

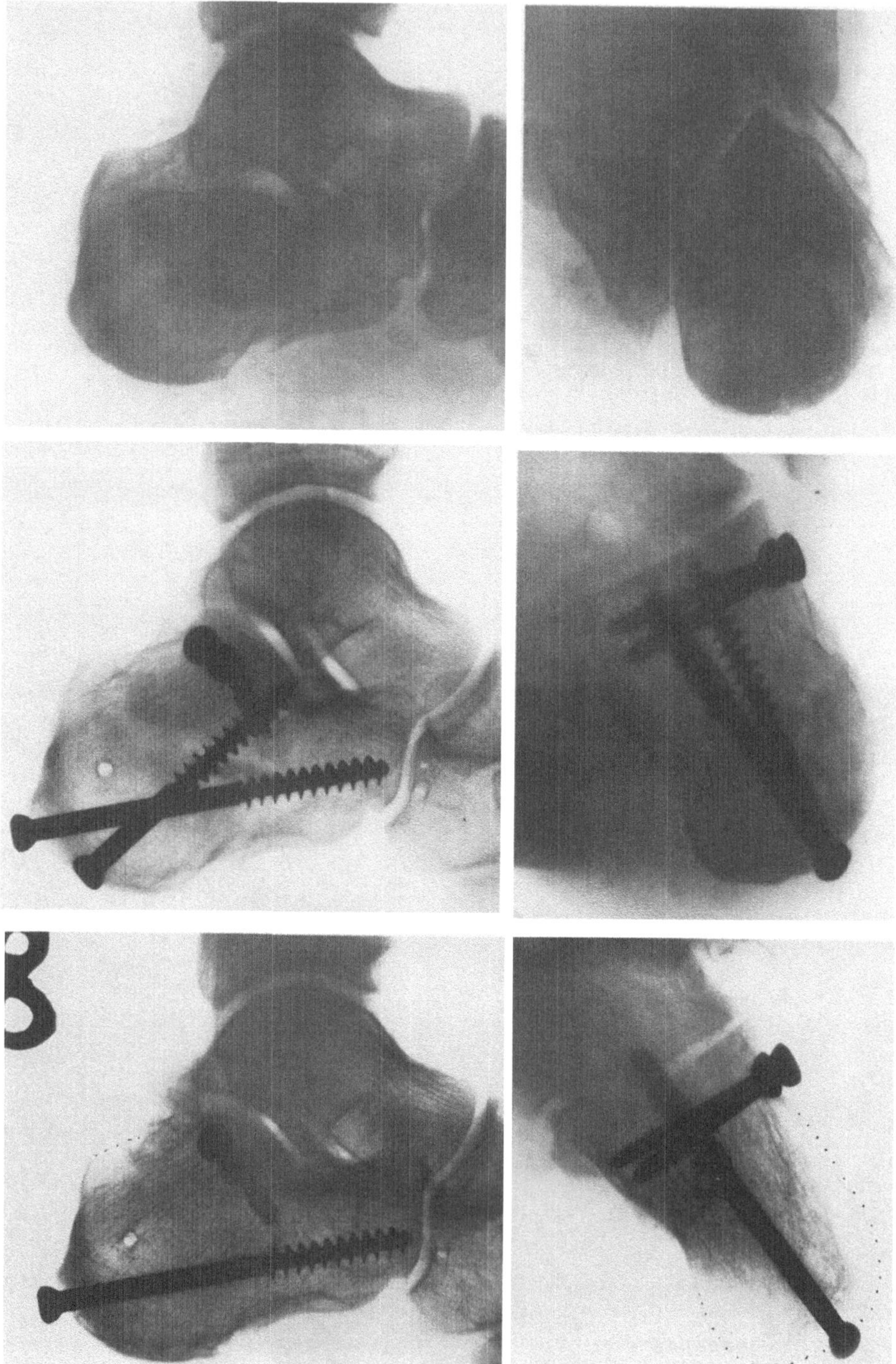

Abb. 81. Intraartikulärer Trümmerbruch (Typ II b). Die Fraktur halbiert das hintere Talokalkanealgelenk. Die Ferse ist stark verbreitert. Serienbilder vor und nach der Reposition und geheilt

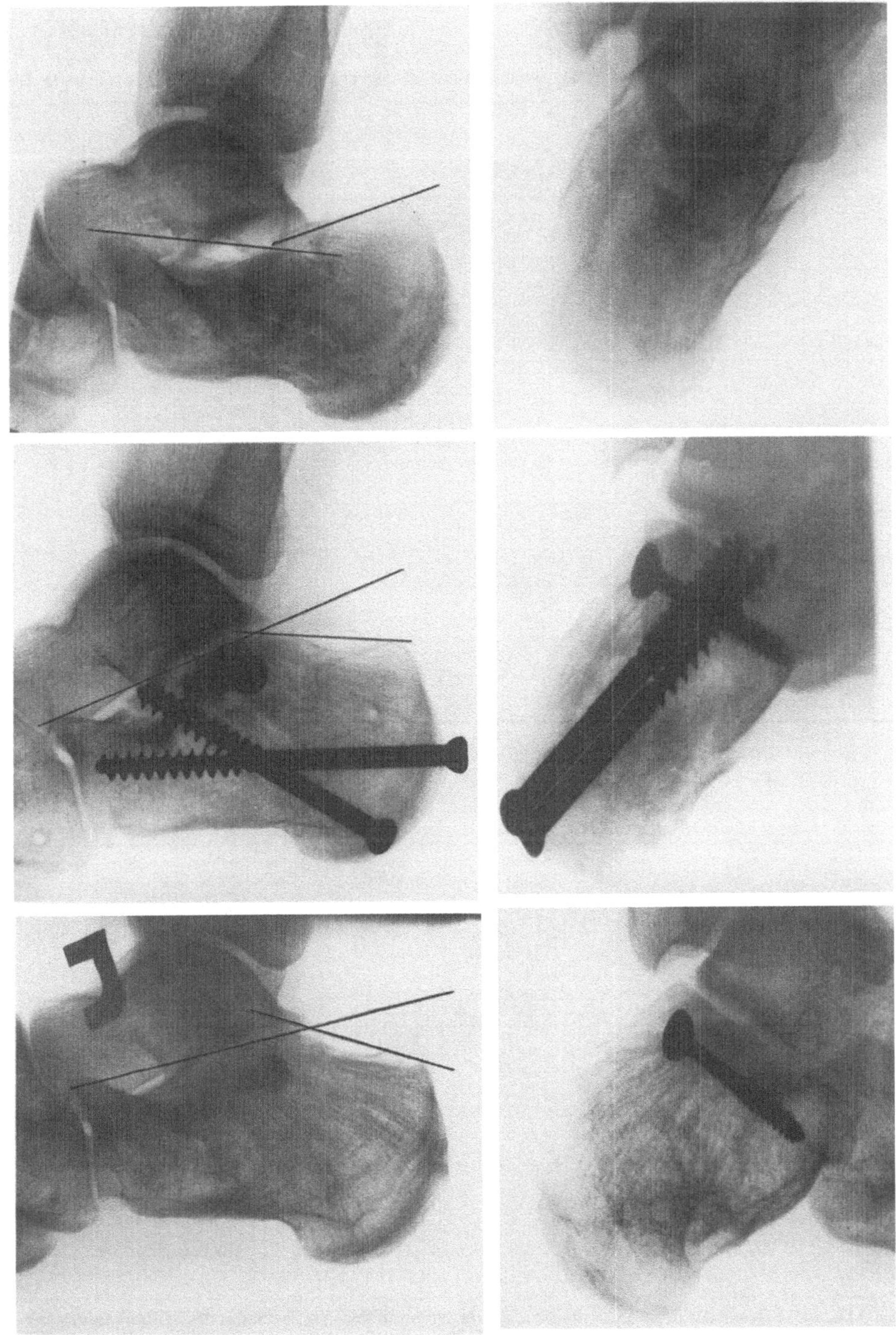

Abb. 82. Intraartikulärer Trümmerbruch mit wesentlicher Verflachung des Tubergelenkwinkels (Typ II c). Serienbilder vor und nach der Reposition und geheilt

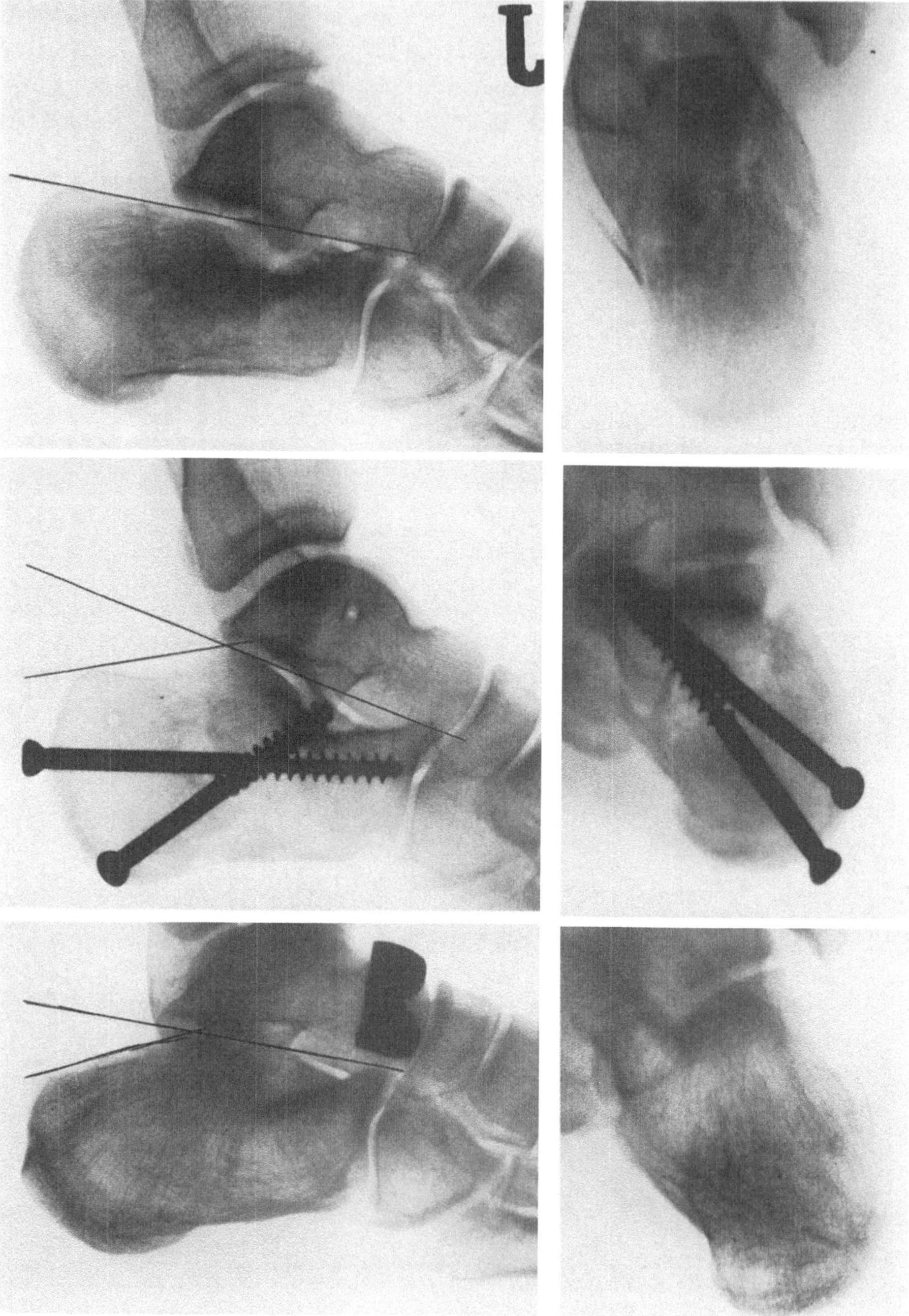

Abb. 83. Extraartikulärer Trümmerbruch mit wesentlicher Verflachung des Tubergelenkwinkels (Typ I c). Die Hauptfrakturlinie verläuft hinter dem hinteren Talokalkanealgelenk. Serienbilder vor und nach der Reposition und geheilt

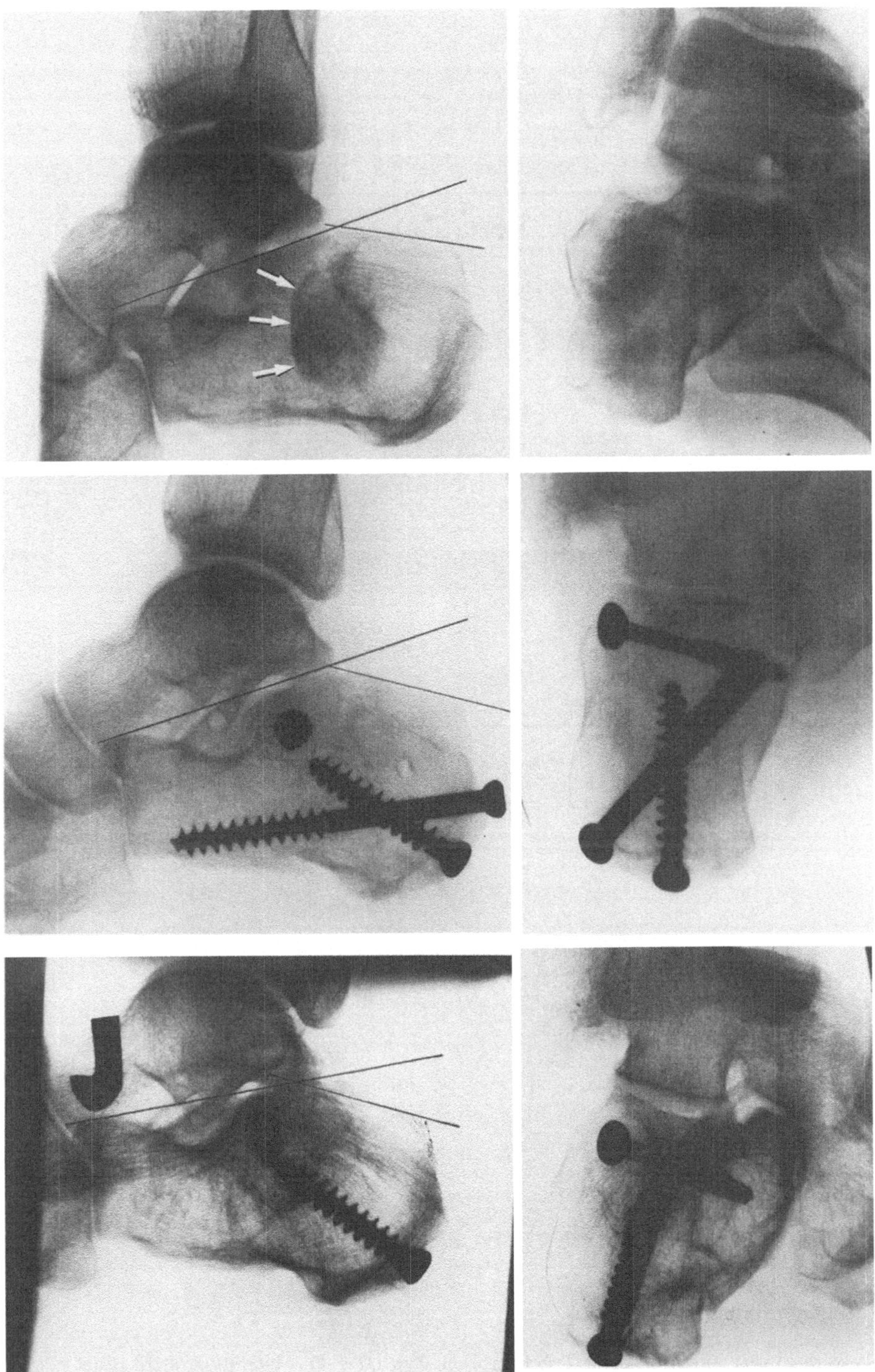

Abb. 84. Intraartikuläre Fraktur (Typ II c). Das laterale Viertel des hinteren Talokalkanealgelenkes ist nach unten und hinten abgekippt. Dieses Bruchstück ist auf der seitlichen Röntgenaufnahme als ein halbmondförmiger Schatten auch gut zu bemerken, aber die Stufenbildung im Gelenk stellt sich hervorragend auf der schrägen Aufnahme dar

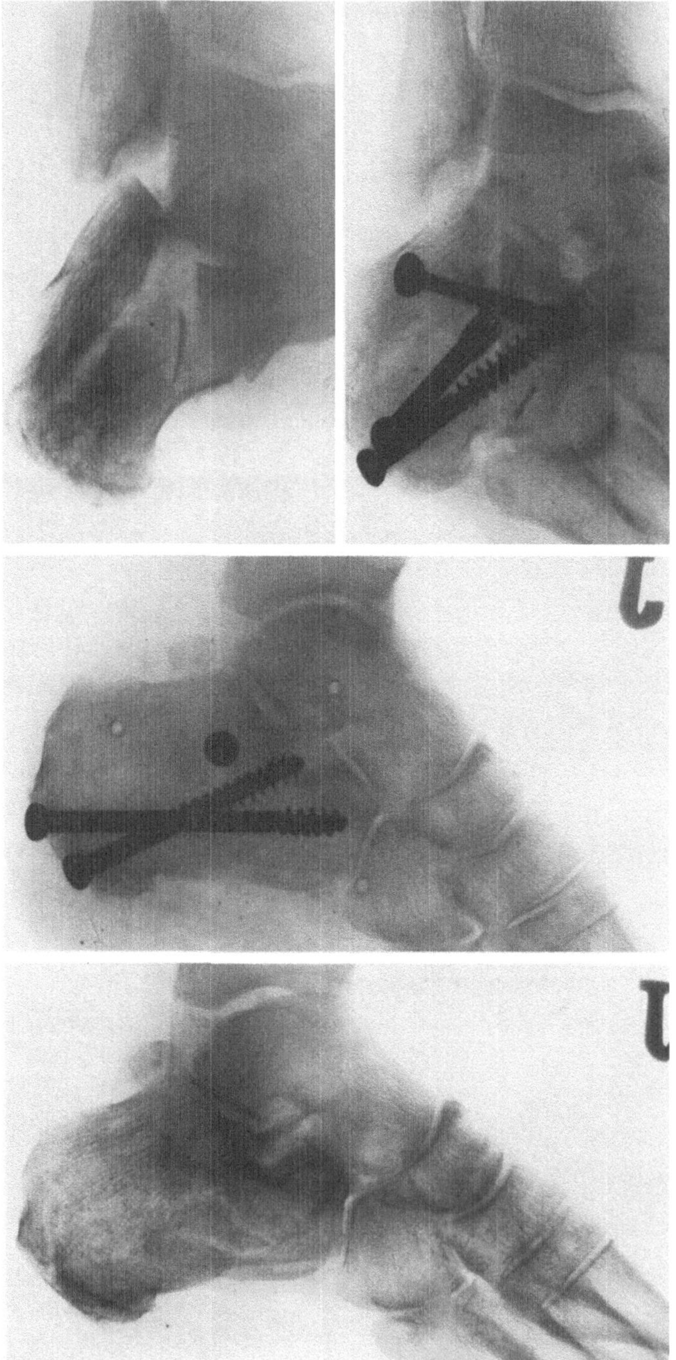

Abb. 85. Schwerer intraartikulärer Trümmerbruch Typ III c. Das laterale größere Bruchstück des halbierten hinteren Talokalkanealgelenkes blieb mit dem lateralen oberen Teil des Tuber zusammen, aber der Corpus calcanei ist in mehrere Stücke gebrochen

wären die Bruchstücke ineinander imprimiert, obgleich es sich um eine falsche Aufeinanderprojektion handelt. Nur anhand der „schrägen Aufnahmen" nach Broden wird der Sachverhalt klar (s. z. B. Abb. 41). Folglich bleibt nach der Reposition keine kleine „Höhle" zwischen den Bruchenden, wie es von den Verfechtern der Impressionshypothese behauptet wird. Demzufolge ist auch das Ausfüllen der vorausgesetzten „Höhlen" mit Spongiosastückchen sinnlos.

Wenn man dies berücksichtigt, wird es eher verständlich, warum die Schrauben den gut reponierten Bruch so gut halten können. Wir halten es für den größten Vorteil unseres Verfahrens, mit 2 (oder 3) Schrauben eine so zuverlässige Fixation erreichen zu können, daß sich ein Gipsverband erübrigt. Die Methode bietet also die Vorteile einer bewegungsstabilen (manchmal belastungsstabilen) Osteosynthese mit nur minimalen Operationsgefahren. Wir sind der Meinung, daß das Verfahren zwischen den konservativen und operativen Methoden steht und die Vorteile beider vereint, ohne ihre Gefahren zu bergen.

Die Abb. 80–85 zeigen einige unserer dislozierten Kalkaneusfrakturen vor und nach der Reposition-Retention sowie ihren Heilungszustand nach vielen Monaten.

Posttraumatische Beschwerden und ihre Ursachen

Es wurde schon mehrmals betont, daß gute Ergebnisse bei Kalkaneusfrakturen nur nach einwandfreier, möglichst anatomisch genauer und rechtzeitiger Reposition zu erwarten sind. Weil diese Anforderung sich aber nicht in jedem Fall ausnahmslos erfüllen läßt, muß nach der Heilung der Fraktur manchmal mit Beschwerden gerechnet werden.

In diesem Kapitel werden diese posttraumatischen Beschwerden erörtert und eine Antwort darauf gesucht, wie sie sich vermeiden und beheben lassen.

Der posttraumatische Knick-Platt-Fuß

Der Pes planovalgus ist eine der häufigsten Folgen von Kalkaneusfrakturen [4, 12, 13, 87, 88, 127, 171, 176]. Er entsteht, wenn die Korrektur der Valgusfehlstellung nach der Fraktur versäumt wurde (Abb. 86). Dieser Zustand beeinflußt den ganzen Fuß, da fast alle Gelenke fehlbelastet werden. Unvermeidliche Folge ist mit der Zeit die Arthrose. In einem Teil der Fälle lassen sich die Beschwerden durch das Tragen einer gut modellierten Einlage oder orthopädischer Schuhe beheben.

Bei stärkeren Beschwerden aber wird von mehreren Autoren die Arthrodese des Subtalargelenkes [69, 170] oder die sog. „Triplearthrodese" empfohlen [40, 204]. Wir ziehen die Osteotomie des Kalkaneus zur Korrektur des Knick-Platt-Fußes vor. Durch einen Schnitt hinter dem äußeren Knöchel lassen sich die Subtalarregion und der Tuber gut freilegen. Unmittelbar hinter dem Talokalkanealgelenk wird mit der Oszillationssäge eine quere Osteotomie durchgeführt und danach der Tuber medialisiert (Abb. 87). Diese Korrektur stabilisieren wir mit 2 Spongiosaschrauben ähnlich wie nach der Reposition einer Kalkaneusfraktur. auf diese Weise ändert sich die Belastung aller Fußgelenke in physiologischer Richtung, und damit wird auch die Überlastung einiger Bänder behoben.

Von mehreren Autoren wird die Arthrose für unabwendbar gehalten, wenn der Bruch das hintere Talokalkanealgelenk involviert [73, 75, 77, 85, 87, 132, 134, 164, 202, 204, 233]. Habekost [81] fand bei 40% seiner Fälle, Reichen [171] bei 58% eine Arthrose des Talokalkanealgelenkes, auf die Schwere der Arthrose aber läßt sich höchstens aus den Röntgenbildern schließen. Bleibt eine Stufenbildung zurück, so ist die Arthrose unumgänglich. Mehrere Autoren [151, 159, 176] fanden aber – und das bestätigen unsere eigenen Beobachtungen –, daß sich dieser Zustand beim Fersenbeinbruch mit der Zeit bessert, während sich Arthrosen nach anderen Frakturen in der Regel verschlechtern. Da nach den Frakturen, bei denen das hintere Talokalkanealgelenk involviert ist, immer eine mehr oder weniger starke Arthrose auftritt – gleichgültig, ob die Gelenkflächen re-

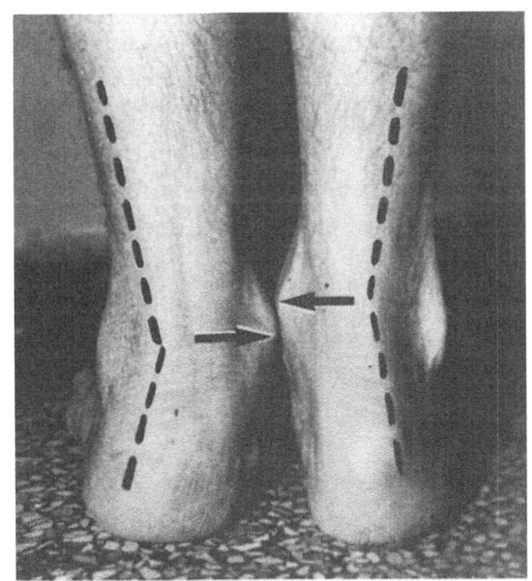

Abb. 86. Es entsteht ein traumatischer Knick-
Platt-Fuß, wenn die Korrektur der Valgusfehlstellung bei der Reposition versäumt wurde

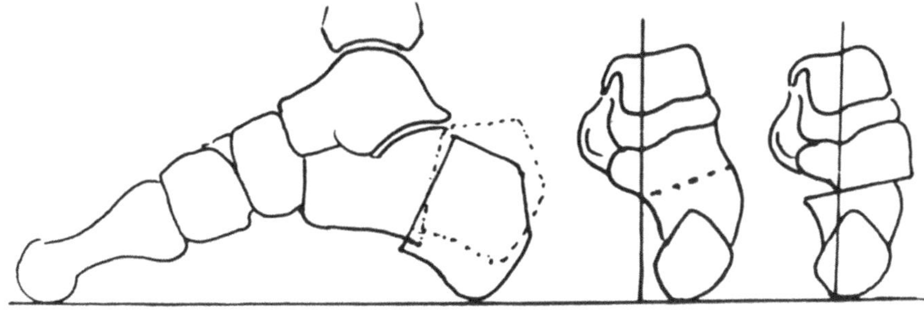

Abb. 87. Die quere Osteotomie hinter dem Talokanealgelenk korrigiert die Valgusfehlstellung gut,
wenn die Korrektur bei der Reposition versäumt wurde

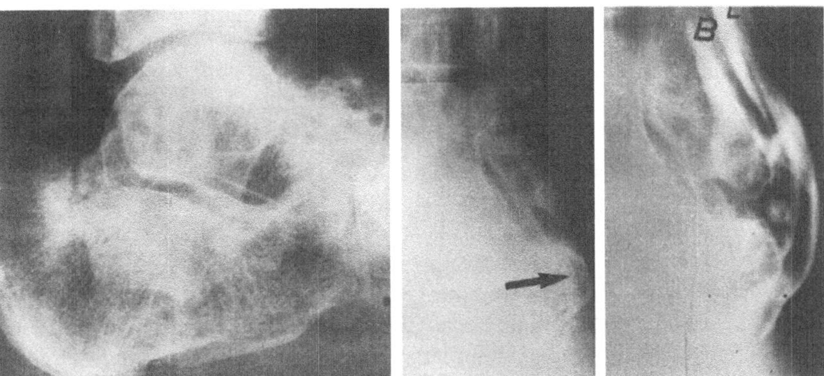

Abb. 88. Ein größeres Knochenstück disloziert die Peronäalsehnen nach nicht einwandfrei repo-
nierter Kalkaneusfraktur vom Typ I c (Tenosynoviogramm). *B* Tendon des M. peronaeus brevis, *L*
Tendon des M. peronaeuslongus, *Pfeil*

poniert wurden oder nicht – ist anzunehmen, daß die Beschwerden nicht nur durch die Arthrose, sondern auch durch die periartikuläre Fibrose – auf grund der langen Ruhigstellung – verursacht werden. Diese wäre mit früher funktioneller Behandlung zu vermeiden, wozu aber eine stabile Synthese nötig ist.

Im Falle von nichtreponierten Trümmerfrakturen mit starken Beschwerden – bei denen sich die Beschwerden mit konservativen Mitteln nicht mildern lassen – sind auch wir der Meinung, daß sich die Arthrodese nicht umgehen läßt. Wir haben bisher in 4 Fällen die hintere Talokalkanealarthrodese nach Gallie [69] durchgeführt. Wurde zwischen die hinteren subtalaren Gelenkflächen ein Kortikospongiosakeil aus der Crista ilei gelegt, so gelang es, auch die Valgusfehlstellung zu korrigieren.

Sudeck-Syndrom

Das *Sudeck-Syndrom* kommt selbstverändlich auch nach Kalkaneusfrakturen vor. In der Regel tritt es nach schwer reponierbaren, lange im engen Gipsverband fixierten Frakturen auf. Es ist erstaunlich, daß die sog. primäre funktionelle Behandlung, d. h. die sofortige Bewegungstherapie ohne Reposition und ohne irgendwelche Fixation, nur selten ein Sudeck-Syndrom auslöst. In der Sammelstatistik von Welz [211], von dem 1500 Kalkaneusfrakturen „frühfunktionell" behandelt wurden, wird kein Sudeck-Syndrom erwähnt, obwohl beim Auslösen der Krankheit der Schmerz eine wesentliche Rolle spielt (Reflexdystrophie) und eine funktionelle Bewegungstherapie unbedingt schmerzhaft sein muß. Es gibt Bücher und Monographien über das Sudeck-Syndrom, so daß wir uns hier damit nicht eingehender befassen. In unserem Material sahen wir kein klassisches Sudeck-Syndrom, Inaktivitätsatrophien kamen aber vor.

Inaktivitätsatrophie

Die *Inaktivitätsatrophie* des Kalkaneus und des Knöchels ist scharf von der Sudeck-Atrophie zu unterscheiden. Ausgelöst wird sie durch mangelhafte Bewegung und ungenügende Belastung des Fußes nach der Fraktur. Durch frühe Funktion des gut reponierten und gut fixierten Bruches läßt sie sich leicht vermeiden.

Posttraumatische Tenosynovitis

Die *posttraumatische Tenosynovitis* ist im wesentlichen eine Entzündung der Peronäalsehnenscheiden. Sind die kleinen gebrochenen Kortikalisstückchen des lateralen Kalkaneus nicht einwandfrei reponiert und irritieren ihre hervorstehenden scharfen Ränder die Sehnenscheide, so kommt es zur Sehnenscheidenentzündung der Peronäalsehnen. Wir [230] nennen dies das „Seitenplattensyndrom". Klinisch ist der Schmerz unter dem äußeren Knöchel bei Bewegungen des Fußes charakteristisch. Manchmal kann man kleine hervorstehende Gebilde unter dem Knöchel tasten (Abb. 88), was Cabot u. Binney [32] schon 1907 beschrieben haben. Einige Autoren [43–45, 140, 141] haben die Abmeißelung empfohlen. In der Literatur wird das meist als Magnuson-Verfahren erwähnt. Deyerle [55] sowie Resnick u. Georgen [173] haben später zum Nachweis dieser kleinen

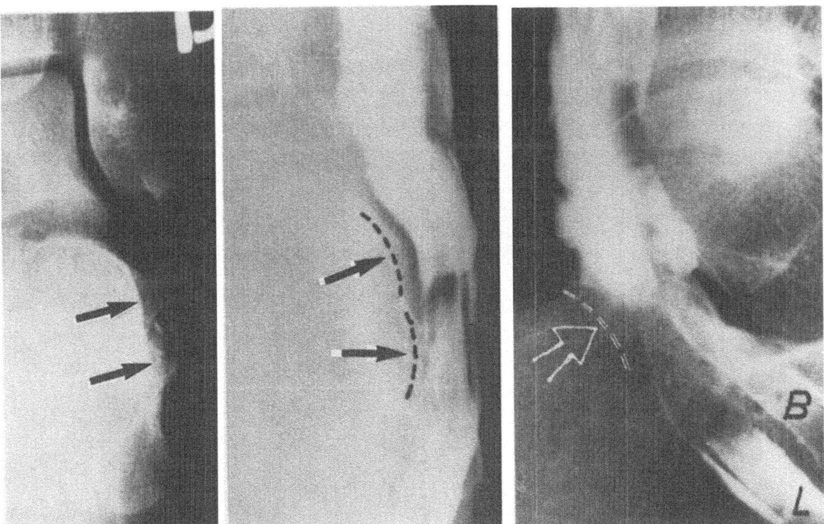

Abb. 89. Tenosynoviogramm der Peronealsehnen zum Nachweis der Einengung der Sehnenscheide durch 2 kleine, disloziert gebliebene Lammellenstückchen nach einer Kalkaneusfraktur. *B* Tendon des M. peroneus brevis, *L* Tendon des M. peroneus longus, *Pfeile*

hervorstehenden Kämme ein Verfahren veröffentlicht, das geeignet ist, die Einengung der Peronäalsehnenscheiden nachzuweisen: die peronäale Tenosynographie. Mit diesem Verfahren lassen sich auch kleine hervorstehende Kämme nachweisen, die man mit dem Finger nicht tasten kann.

Zur Untersuchung werden 10 ml 40%iges Kontrastmittel in die Peronäalsehnenscheiden gespritzt. Die Punktion geschieht in Streckstellung der Peronäalsehnen, was sich durch Klumpfußstellung erreichen läßt. Gleich nach dem Einspritzen werden eine auf den äußeren Knöchel zentrierte a.-p.-Röntgenaufnahme und 1–2 weitere Aufnahmen bei 20–40° Einwärtsrotierung des Fußes angefertigt. Auf diese Weise lassen sich die Peronäalsehnen gut darstellen bzw. die Einengungen derselben beweisen (Abb. 88).

Die Untersuchung ist gleichzeitig eine funktionelle Probe, da durch die anästhetische Wirkung des Lidocains die Schmerzen sofort aufhören. Auch das Einspritzen von nur 2–3 ml Lidocainlösung in die Sehnenscheide ohne Kontrastmittel ist pathognostisch dafür, ob es sich wirklich um eine Tenosynovitis handelt.

Bei leichten Beschwerden kann man mit dem Einspritzen von 1 ml Hydrokortison in die Sehnenscheide (evtl. mehrmals wiederholt) die Schmerzen dauerhaft unterdrücken, die kausale Therapie ist aber die Abmeißelung des vorstehenden kleinen Stückes (Abb. 90).

In unserem Material war das Seitenplattensyndrom selten, da wir großen Wert auf eine einwandfreie Reposition legen. Beim Zusammenpressen des verbreiterten Kalkaneus mit der Fersenpresse kommen die Bruchstücke der lateralen Kortikalis auch meistens an ihren Platz zurück. In auswärts konservativ behandelten Fällen sahen wir öfter solche Kämme, die wir in insgesamt 23 Fällen abgemeißelt haben.

Bei nicht einwandfrei reponierten Kalkaneusfrakturen können auch plantarwärts Bruchstücke ähnlich wie beim Seitenplattensyndrom vorstehen, die auch zu Beschwer-

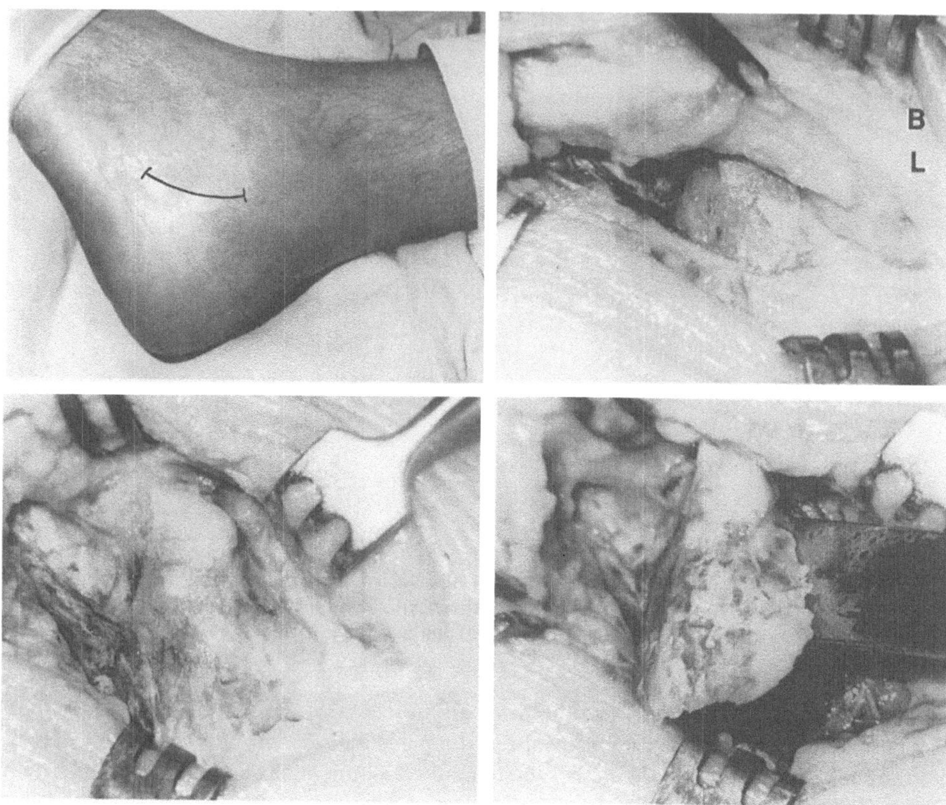

Abb. 90. Ein nach Kalkaneusfraktur disloziert verheiltes vorstehendes großes Knochenstück unter dem äußeren Knöchel wurde aus einem kleinen Schnitt freigelegt und abgemeißelt

den führen können. Hier kann die seitliche Röntgenaufnahme die Diagnose bestätigen.

Bei dislozierten Frakturen sind das Bandsystem, welches das Fußgewölbe hält, und die plantare Faszie größeren Zugkräften ausgesetzt [125–127], was zur Fascitis plantaris oder Periostitis plantaris und damit zu Beschwerden führen kann.

Durch die Verflachung des Tubergelenkwinkels wird die Achillessehne relativ länger, wodurch die Kraft der Plantarflexion gemindert wird. Kommt noch eine langdauernde Ruhigstellung im Gipsverband dazu, wird die folgende Muskelatrophie die Plantarflexion weiter schwächer. All das beeinflußt auch das Gehen [7, 9, 12, 13, 127, 198].

Nach langer Ruhigstellung des Bruches können in fast allen Gelenken des Fußes chronische Ödeme, deren Folge periartikuläre Fibrosen sind und daraus resultierend schmerzhafte Kontrakturen auftreten [118, 127, 161, 166].

Der Bruch berührt manchmal auch den Sulcus calcanei. Hier kommt es zu Blutungen, dann zu Narben. Auch die Nerven dieser Region können in Mitleidenschaft gezogen werden, dies führt zu einem schmerzhaften Zustand, den man als Sinus-tarsi-Syndrom bezeichnet [26, 50, 112, 150, 151]. Zum Nachweis dieses Syndroms empfiehlt Meyer [149, 150] die subtalare Arthrographie. Bei intaktem Sinus tarsi füllt das Kontrastmittel einen kleinen Rezessus, der beim Sinus-tarsi-Syndrom nicht zu sehen ist. Bei positivem Befund empfehlen Meyer u. Lagier [149] das Freilegen und Ausräumen des Sinus tarsi. wir führen weder die Arthrographie noch die Operation durch, sondern haben in einigen Fällen Hydrokortison in den Sinus gespritzt (evtl. mehrmals wiederholt) und damit eine Minderung der Beschwerde erreicht.

Tarsaltunnelsyndrom

Bei dislozierten Kalkaneusfrakturen kann es vorkommen, daß die anatomischen Strukturen in dem engen Tunnel, in erster Linie der N. tibialis, unter Druck geraten [101, 171] oder daß entlang der Sehnen eine ähnliche Tenosynovitis auftritt wie an den Peronäussehnen der lateralen Seite beim Seitenplattensyndrom. Diesen Zustand bezeichnet man als Tarsaltunnelsyndrom [101, 171]. Chrakteristisch ist der Schmerz unter dem inneren Knöchel, der zur Sohle hin ausstrahlt. Unter dem Sustentaculum tali besteht eine ausgeprägte Druckempfindlichkeit. Zur Behandlung des Tarsaltunnelsyndroms wird die Operation empfohlen. Wir haben in einigen Fällen eine Minderung der Beschwerden nach Injektion von Hydrokortison in den Sinus tarsi gesehen.

Die Zerstörung der Bindegewebesepten der Ferse bei Trümmerfrakturen, die auch durch den Tuber gehen, kann durch die Vernarbung des Fersenkissens gleichfalls Beschwerden verursachen (s. Abb. 8), die mit einem Fersenpolster aus Schaumgummi gelindert werden konnten.

In einem Fall kam es nach unserem Repositionsmanöver vor, daß die punktförmige Narbe an der Einstichstelle des dicken Kirschner-Drahtes den R. dorsalis superficialis nervi peronaei irritierte. Das führte zu neuralgischen Schmerzen, die nach der Neurolyse aufhörten [232].

Bei einem unserer Patienten trat nach der perkutanen Schraubenosteosynthese ein dem Hallux flexus rigidus ähnlicher Zustand auf. Es stellte sich heraus, daß das Ende der schräg vom Tuber her eingeschraubten Schraube unter dem Sustentaculum tali in den Weichteilen lag (technischer Fehler), folglich spannte die Sehne des M. flexor hallucis. Nach Entfernung der Schraube war der Zustand behoben.

Ergebnisse

Die Heilerfolge nach dislozierten Kalkaneusfrakturen sind im Durchschnitt mäßig bis schlecht. Mit der Auswertung unserer Ergebnisse möchten wir beweisen, daß sich mit unserem Repositions- und Retentionsverfahren auch bei diesem so „problematischen" Bruch noch gute Ergebnisse erreichen lassen.

Krankengut

Während einer 10jährigen Periode (1977–1987) behandelten wir an der Traumatologischen Abteilung der Chirurgischen Universitätsklinik Péces 404 Kalkaneusfrakturen. Davon waren 25 (6,18%) beidseitig. In 3 Fällen (0,74%) handelt es sich um offene Frakturen. Zieht man aber in Betracht, daß einige erst nach Blasenbildungen mit Hautnekrosen in unsere Klinik eingewiesen wurden und diese eigentlich als potentiell offene Frakturen aufzufassen sind, so erhöht sich die Zahl der offenen Frakturen auf 7 (1,73%).

In Abb. 91 ist die Altersverteilung dargestellt. Am häufigsten waren die Kalkaneusfrakturen bei Patienten im Alter von 30–60 Jahren.

Die Monatsverteilung zeigt Abb. 92. Wie erwartet, sind die Sommermonate und der Herbst besonders gefährlich.

In den letzten Jahren scheinen sich die Kalkaneusfrakturen bei uns zu häufen. Dabei handelt es sich wahrscheinlich nicht um eine absolute Zunahme, sondern eher darum, daß die umliegenden Krankenhäuser ihre Patienten mit Kalkaneusfrakturen immer häufiger an unsere Klinik – als an ein „Kalkaneuszentrum" – überweisen.

Die meisten Frakturen (59%) werden durch Stürze, manchmal nur aus geringer Höhe, verursacht (z. B. von einem Gerüst beim Hausbau). Oft ist die Fraktur aber auch als Folge eines einfachen Falls oder eines Sturzes (28%). Durch Verkehrsunfälle verursacht waren nur 2% der Fälle.

Wir reponieren die Kalkaneusfraktur so früh wie möglich. Die durchschnittliche Zeitspanne zwischen Unfall und Reposition betrug jedoch bei unseren Patienten 5 Tage, weil die umliegenden Krankenhäuser ihre Fälle oft nur verzögert weiterleiten. Bei einem 30jährigen Patienten konnte die Kalkaneusfraktur sogar erst am 18. Tag reponiert werden; das Ergebnis war mit unserem Gerät jedoch noch annehmbar. Hier handelte es sich natürlich um einen Ausnahmefall. Die durchschnittliche Pflegezeit betrug 12 Tage. Nicht berücksichtigt wurden polytraumatisierte Fälle, da diese wegen anderer Verletzungen einer längeren Pflegezeit bedurften.

Seit 1977 reponieren wir alle Kalkaneusfrakturen mit unserem Repositionsverfahren. Anfangs wurden die möglichst genau reponierten Fälle der Gruppe B mit Bohrdrähten

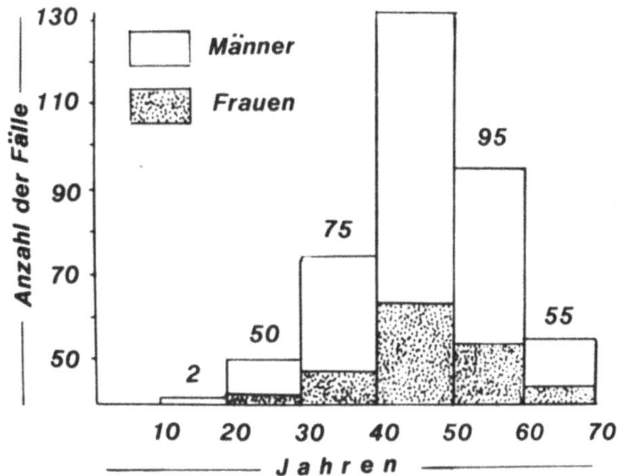

Abb. 91. Altersverteilung von 404 Kalkaneusfrakturen

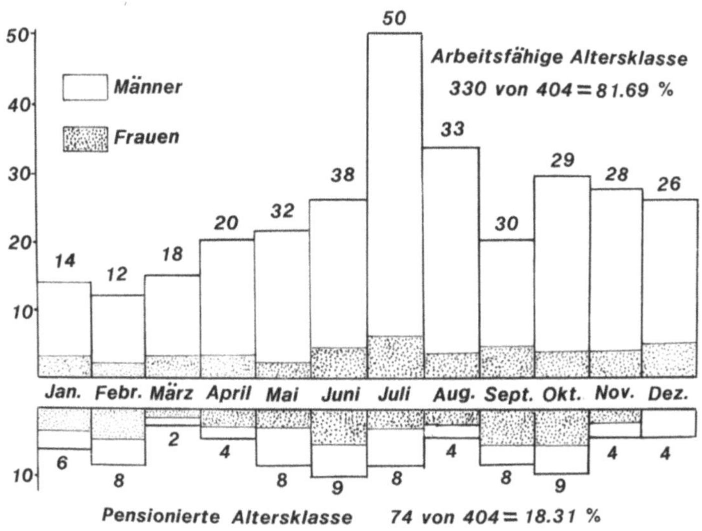

Abb. 92. Monatsverteilung von 404 Kalkaneusfrakturen

nach dem Prinzip von Hackstock u. Kolbow [84] fixiert. Seit 1982/83 synthetisieren wir jetzt aber fast alle Frakturen dieser Gruppe mit perkutan eingeschraubten Schrauben. Ein Teil dieser Gruppe, Frakturen ohne oder mit geringer Dislokation, wurde anfangs konservativ behandelt und erhielten einen entlastenden Gehgipsverband (Abb. 52) für 6 Wochen. Da wir jedoch in einigen Fällen Redislokationen sahen, wurden später auch solche Frakturen mit Schrauben synthetisiert. Auf diese Weise vermeiden wir eine Redislokation, und alle Gelenke des Fußes können früh bewegt werden.

3 Fälle der sehr seltenen Bruchform vom Typ IV wurden auch konservativ behandelt; sie hatten unwesentliche Dislokationen.

Tabelle 1. Zahlenmäßige Angaben unserer Behandlungsverfahren in jährlicher Aufteilung einer 10jährigen Periode (n = 404)

Jahr	Bohrdraht-osteosynthesen	Schrauben-osteosynthesen	„Funktioneller" Gipsverband	Gesamt
1977	15		2	17
1978	15		3	18
1979	36		2	38
1980	33	2	3	38
1981	13	32	1	46
1982	3	38	2	43
1983	4	30	1	35
1984		33	2	35
1985		38	2	40
1986		42	1	43
1987		50	1	51
Insgesamt	119 (29,45%)	265 (65,64%)	20 (4,95%)	404

Tabelle 2. Verteilung der Bruchtypen und Dislokationen bei unseren 119 Bohrdrahtosteosynthesen

	Ohne Dislokation [n]	Mäßige Dislokation [n]	Grobe Dislokation [n]	Insgesamt
Typ I	2	5	18	25 (21,0%)
Typ II	1	9	42	52 (43,7%)
Typ III	5	11	26	42 (35,3%)
Insgesamt	8 (6,7%)	25 (21,0%)	86 (72,3%)	119 (100%)

Tabelle 3. Verteilung der Bruchtypen und Dislokationen bei unseren 265 Schraubenosteosynthesen

	Ohne Dislokation [n]	Mäßige Dislokation [n]	Grobe Dislokation [n]	Insgesamt
Typ I	18	28	39	85 (32,1%)
Typ II	12	23	58	93 (35,1%)
Typ III	11	20	56	87 (32,8%)
Insgesamt	41 (15,5%)	71 (26,8%)	153 (57,7%)	265 (100%)

Tabelle 4. Verteilung der Bruchtypen und Dislokationen bei unseren mit funktionellem Gipsverband behandelten Fällen

	Ohne Dislokation [n]	Mäßige Dislokation [n]	Grobe Dislokation [n]	Insgesamt
Typ I	9	1	–	10
Typ II	6	1	1	8
Typ III	2	–	–	2
Insgesamt	17	2	1	20

Von 1977–1987 wurden an unserer Klinik 119 Kalkaneusfrakturen mit Bohrdrähten, 265 mit Schrauben fixiert und 20 Frakturen ohne oder mit Dislokation konservativ mit einem Gipsverband behandelt. Die letzte Gruppe enthält einige Fälle, bei denen eine Operation durch das hohe Alter oder den schlechten Allgemeinzustand der Patienten kontraindiziert war. So wurden fast $^1/_3$ der Fälle (29,45%) mit Bohrdrahtosteosynthesen, $^2/_3$ (65,64%) mit Schraubenosteosynthesen und ein kleiner Teil (4,95%) konservativ behandelt (Tabelle 1–4).

Die kleinen Abrißbrüche und Entenschnabelbrüche der Gruppe A sind meist unproblematisch; deshalb wurden sie bei der Auswertung nicht berücksichtigt.

Patienten mit Kalkaneusfrakturen wurden in der Regel bis zur vollständigen Heilung bzw. bis zur Wiederherstellung der Arbeitsfähigkeit regelmäßig kontrolliert. Zur Bewertung wurden nur die Fälle herangezogen, die wir mindestens $^1/_2$ Jahr lang beobachten konnten. Es gab auch einige Fälle, bei denen wir die Heilung nicht bis zum Schluß verfolgen konnten (die Patienten waren in eine andere Stadt verzogen oder meldeten sich nicht mehr).

Bei 2 unserer Patienten mit Kalkaneusfraktur mußte wegen einer Gangrän am Fuß amputiert werden. Bei einer 71jährigen Patienten führte die schwere Angiostenose zu Kreislaufstörungen, und einige Tage nach der Kalkaneusfraktur kam es zur Gangrän. Bei einer 69jährigen Patientin entstand die Gangrän nach Kalkaneusfraktur durch eine schwere Diabetes. Auch diese beiden Fälle wurden nicht in die Bewertung einbezogen.

In 4 Fällen war die Kalkaneusfraktur „Nebenprodukt" der Polytraumatisation. Diese Fersenbeinfrakturen wurden aufgrund des schlechten Allgemeinzustandes erst verspätet reponiert, und die übrigen Verletzungen und Frakturen führten auch zu bleibenden Veränderungen. Da diese Kalkaneusfrakturen die Ergebnisse in negativer Richtung verfälscht hätten, haben wir sie aus der Bewertung ausgeschlossen. Gleichfalls ausgeschlossen wurden 3 Fälle, in denen zusätzlich andere Frakturen vorhanden waren, die das Ergebnis der Behandlung wesentlich beeinflußt hätten (Luxationsbruch des Chopart-Gelenkes, Talushals- bzw. Taluskörperfrakturen).

Insgesamt wurden 376 von 404 Fersenbeinfrakturen ausgewertet (91 Bohrdrahtosteosynthesen, 265 Schraubenosteosynthesen und 20 Fälle mit funktionellem Gipsverband).

Kriterien der Auswertung

Wir haben unsere Ergebnisse sowohl nach objektiven als auch nach subjektiven Gesichtspunkten ausgewertet.

Die subjektive Bewertung beinhaltet die Angaben des Patienten über Schmerzen und seine eigene Meinung zur Heilung.

Die objektiven Kriterien umfassen funktionelle Untersuchungen, das Gehen auf der Fußsohle, den Fußspitzen und den Hacken sowie die Bewegungen des oberen und unteren Sprunggelenkes in Graden, gemessen mit dem Winkelmesser bzw. dem Goniometer.

Des weiteren wurde die Zeitspanne bis zur Wiederaufnahme der Arbeit, bzw. bei Rentnern bis zum Erreichen der ursprünglichen Arbeitsfähigkeit, bewertet.

Eventuelle Veränderungen des Fußes (Varus- oder Valgusfehlstellung, Plattfuß) wurden klinisch-anatomisch mit der Gegenseite verglichen.

Bei der Auswertung der Röntgenaufnahmen wurden die Kongruenz des hinteren Talokalkanealgelenkes, eine eventuelle Atrophie und die Wiederherstellung oder Verflachung des Tubergelenkwinkels beurteilt.

Zur Bewertung unserer Ergebnisse entwarfen wir ein Punktsystem nach den Kriterien Schmerz, Gehfähigkeit und Bewegungsausmaß des oberen und unteren Sprunggelenkes. Ein ähnliches Bewertungssystem benutzten Mazur et al. [146] zur Beurteilung ihrer Ergebnisse bei Knöchelarthrodesen.

Punktesystem

1. Schmerz

Schmerzfrei 50
Geringe Schmerzen, höchstens bei langen Spaziergängen 45
Mäßige Schmerzen, höchstens beim Treppensteigen oder beim Gehen auf großen
Entfernungen 40
Schmerzen bei normalem Gehen, gesteigert beim Treppensteigen, Einnehmen von
Analgetika 25
Schmerzen manchmal auch im Ruhezustand, besonders nachts, Analgetika sind
notwendig 10
Schmerzen auch bei Ruhe; Arbeitsunfähigkeit 0

2. Gehfähigkeit

Hinken		*Gang*	
0	5	Ungestört	5
Minimal	3	Strecke von 4–6 Häuserblocks	3
Mäßig	1	Strecke von 1–2 Häuserblocks	1
Ausgeprägt	0	Nur zu Hause	0

Hilfsmittel
Ohne 5
Bei größeren Spaziergängen mit Stock 4
Ständig mit Stock 2
Krücken 0

Steigung bergauf		*Steigung bergab*	
Uneingeschränkt	3	Uneingeschränkt	3
Mit auswärts rotiertem Fuß	2	Mit auswärts rotiertem Fuß	2
Seitlich gehend	1	Seitlich gehend	1
Unfähig	0	Unfähig	0

Treppen aufwärts		*Treppen abwärts*	
Uneingeschränkt	3	Uneingeschränkt	3
Mit Festhalten am Geländer	2	Mit Festhalten am Geländer	2
Nur mit gesundem Fuß	1	Nur mit gesundem Fuß	1
Unfähig	0	Unfähig	0

Erheben auf Zehenspitzen		*Laufen*	
Wenigstens 10mal nacheinander . . .	4	Uneingeschränkt	4
Wenigstens 5mal nacheinander	3	Auf kurze Entfernung	3
Unfähig	1	Unfähig	0

3. Bewegungsausmaß in Graden

Im oberen Sprunggelenk		*Im unteren Sprunggelenk* (gemessen mit Goniometer)	
80°	5	50°	10
60°	4	40°	8
40°	3	30°	4
20°	1	15°	2
0°	0	0°	0

Maximal erreichbare Punktzahl *100*
Ausgezeichnet . . . . > 80 Punkte
Gut . . . . 70 – 80 Punkte
Befriedigend . . . . 60 – 70 Punkte
Schlecht . . . . < 60 Punkte

Nach dem klinischen Befund wurde die Bewertung dann noch berichtigt, wenn z. B. Plattfuß, trophische Störungen oder Zeichen einer Atrophie bestanden. In diesen Fällen wurde das Ergebnis der nächstschlechteren Kategorie zugerechnet. War der Patient auch noch nach 1 Jahr arbeitsunfähig, so konnte er nur die Bewertung „schlecht" erhalten (Tabelle 5 und 6).

Wie zu erwarten war, stimmen die guten und schlechten radiologischen Zeichen mit den klinischen Ergebnissen überein. Wir zeigen unsere Ergebnisse nach der Behandlung mit 91 Bohrdrahtosteosynthesen und 265 Schraubenosteosynthesen nochmals auf den

Tabelle 5. Gesamtbewertung unserer Fälle (n = 356) aufgegliedert nach Bruchtypen und Dislokationen

	Dis-lokation	Bohrdrahtosteosynthese n = 91				Schraubenosteosynthese n = 265				Funktioneller Gipsverband n = 20			
		Ausge-zeich-net	Gut	Befrie-digend	Schlecht	Ausge-zeich-net	Gut	Befrie-digend	Schlecht	Ausge-zeich-net	Gut	Befrie-digend	Schlecht
Typ I	ohne	–	1	–	–	15	9	–	–	1	1	–	1
	mäßige	2	1	–	–	8	10	1	–	–	–	3	–
	grobe	2	5	2	1	16	16	6	–	–	–	–	–
Typ II	ohne	–	–	–	–	8	6	–	–	7	2	–	–
	mäßige	5	2	1	1	7	8	4	3	–	–	1	–
	grobe	13	13	6	1	24	37	8	–	–	–	–	–
Typ III	ohne	4	–	–	–	9	1	1	–	2	1	–	1
	mäßige	5	3	–	1	10	3	–	3	–	–	–	–
	grobe	9	9	3	1	16	35	–	1	–	–	–	–
Insgesamt		40 (43,9%)	34 (37,3%)	12 (13,2%)	5 (5,4%)	113 (42,6%)	125 (47,2%)	20 (7,8%)	7 (2,7%)	10	4	4	2

Tabelle 6. Zusammenhang zwischen klinischer und radiologischer Bewertung unserer behandelten Fälle (n = 376)

		Radiologische Auswertung				
		Ausgezeichnet	Gut	Befriedigend	Schlecht	Insgesamt
Klinische	Ausgezeichnet	161	13	–	–	174
Aus-	Gut	61	82	3	–	146
wertung	Befriedigend	–	14	·28	–	42
	Schlecht	–	3	6	5	14
Insgesamt		222	112	37	5	376

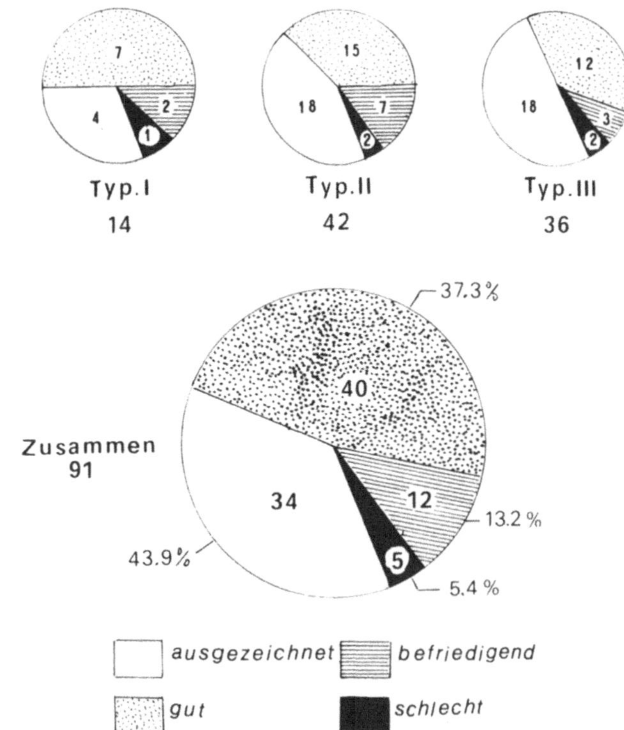

Abb. 93. Ergebnisse von 91 Bohrdrahtosteosynthesen nach Frakturtypen und insgesamt in einem Kreisdiagramm

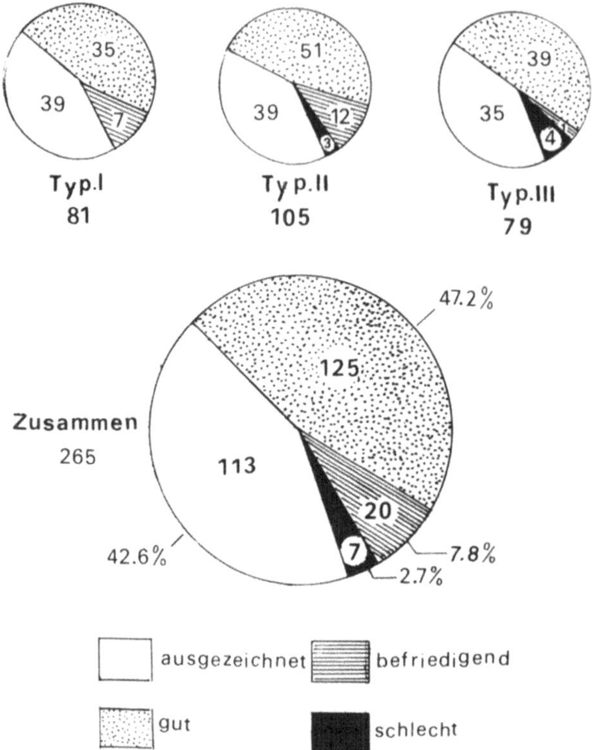

Abb. 94. Ergebnisse von 265 Schraubenosteosynthesen, nach Frakturtypen und insgesamt in einem Kreisdiagramm

Kreisdiagrammen der Abb. 93 und 94. Die Ergebnisse sind zwar mit beiden Methoden gut, es besteht jedoch ein kleiner Unterschied zugunsten der Schraubenosteosynthese. Dieser wird besonders deutlich, wenn man die Kategorien „ausgezeichnet" und „gut" addiert. Bei den Bohrdrahtosteosynthesen betragen diese beiden Kategorien zusammen 81,3%, bei den Schraubenosteosynthesen 89,8%.

Ebenso auffallend ist der Unterschied zwischen den Ergebnissen der beiden Verfahren, wenn die Kategorien „befriedigend" und „schlecht" addiert werden. Bei den Bohrdrahtosteosynthesen sind es 18,6% gegenüber 10,5% bei Schraubenosteosynthesen.

Betrachtet man nun die Gesamtergebnisse nach Bohrdraht- und Schraubenosteosynthesen (Abb. 95), so waren 42,9% „ausgezeichnet", 44,6% „gut", 8,9% „befriedigend" und 3,4% „schlecht". Dies sind hervorragende Ergebnisse, und es stellt sich nun die Frage, woher diese kommen.

Wir halten die Reposition der Kalkaneusfraktur für sehr wichtig und streben nach Möglichkeit bei beiden Behandlungsmethoden eine Wiederherstellung der ursprünglichen Kalkaneusform an.

Die Bohrdrahtosteosynthesen wurden im Gipsverband ruhiggestellt. Es handelt sich zwar um einen Gehgips (Abb. 52), der die unbelastete Bewegung des Knöchels gestattete, aber es war doch eine gewisse äußere Fixation für 6–8 Wochen gegeben. Mit der Schraubenosteosynthese als stabiler Synthese konnte dagegen sehr früh funktionell

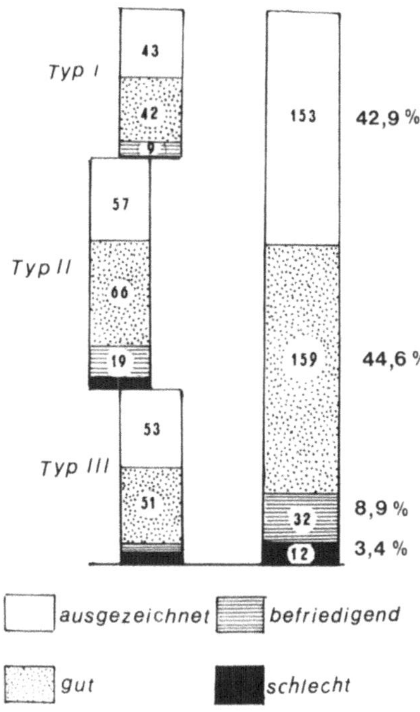

Abb. 95. Ergebnisse von 356 Bohrdraht- und Schraubenosteosynthesen zusammen nach Frakturtypen und insgesamt in einem Säulendiagramm

Tabelle 7. Heilerfolge nach Kalkaneusfrakturen aus der Literatur. Ergebnisse nach funktioneller Behandlung

	[n]	Ausgezeichnet Sehr gut	Gut	Annehmbar Befriedigend	Schlecht
Rosendahl-Jensen (1956)	51	15		20	16 (31,4%)
Fayt (1973)	133	22	70	33	8 (6%)
Deburge (1975)	44	13	13	11	7 (16%)
Schweiberer (1978)	62	39		12	11 (18%)
Habekost (1979)	89	–	–	–	19 (21%)
Welz (1984)					
Watson-Jones B-Typ	148	68,9%		28,4%	2,7%
Watson-Jones C-Typ	262	52%		38,5%	9,5%

bewegt werden. Wahrscheinlich ist hier die Ursache für die Differenz in den Behandlungsergebnissen zu suchen. Unsere Ergebnisse mit denen anderer Autoren zu vergleichen, wäre sinnlos, da sich nur Ergebnisse vergleichen lassen, die nach denselben Kriterien bewertet wurden. Die Ergebnisse der Fachliteratur sind aber nach mehr als unterschiedlichen Parametern bewertet, auch die Repositions- und Retentionsverfahren sind sehr verschieden, ganz zu schweigen von den unterschiedlichen Bezeichnungen.

Tabelle 8. Ergebnisse nach konservativer Behandlung. Literarische Angaben

	[n]	Ausgezeichnet Sehr gut	Gut	Annehmbar Befriedigend	Schlecht
Rosendahl-Jensen (1956)	287	7	83	117	80 (27,8%)
Arnesen (1958)	13	4	3	4	2 (15,4%)
Rowe (1963)	26	3	12	4	7 (27%)
Metz (1974)	76	8	25	30	13 (16,8%)
Muzzulini (1975)	33	6	18	4	8 (24%)
Slätis (1979)	86	–	–	–	14 (16,2%)
Welz (1984					
(Watson-Jones B-Typ)	202	58,7%		35,1%	6,2%
Wendt-Gips	120	65%		32,5%	2,5%
(Watson-Jones C-Typ)	213	41,1%		37,1%	21,8%
Wendt-Gips	91	52,7%		35,2%	12,1%

Tabelle 9. Heilerfolge nach Kalkaneusfrakturen aus der Literatur. Ergebnisse mit perkutaner Stabilisierung nach gedeckter Reposition

	[n]	Ausgezeichnet Sehr gut	Gut	Annehmbar Befriedigend	Schlecht
Hermann (1937)	131	95		2	3 (13,0%)
Rosendahl-Jensen (1956)	127	1	30	53	43 (33,8%)
Arnesen (1958)	36	15	10	8	3 (8,4%)
Rowe (1963)	63	13	28	11	11 (17,4%)
Aitken (1963)	–	75%		15%	10%
Welz (1984)					
Watson-Jones B-Typ	49	69,4%		22,4%	8,2%
Watson-Jones C-Typ	132	37,9%		50%	20,4%

Tabelle 10. Heilerfolge nach Kalkaneusfrakturen aus der Literatur. Ergebnisse nach operativer Behandlung

	[n]	Ausgezeichnet Sehr gut	Gut	Annehmbar Befriedigend	Schlecht
Palmer (1948)	23	–	–	–	2 (8,7%)
Widen (1954)	56	20	17	11	8 (14,0)
Rowe (1963)	20	2	10	7	1 (5%)
Thorén (1964)	98	33	29	20	16 (19%)
Rabin-Chevaye (1966)	66	19	18	23	6 (9,9%)
Pennal (1973)	14	12	1	1	0%
Deburge (1975)	45	10	18	22	5 (11%)
Lanzetta (1978)	162	125	–	24	13 (8%)
Welz (1984)	24	29,1%		50%	20,9%

Tabelle 11. Heilerfolge nach Kalkaneusfrakturen aus der Literatur. Ergebnisse nach Früharthrodese des Talokalkanealgelenkes

	[n]	Ausgezeichnet Sehr gut	Gut	Annehmbar Befriedigend	Schlecht
Wilson (1927)	20	18		–	2 (9,1%)
Gallie (1943)	50	49		–	1 (2%)
Harris (1946)	35	34		–	1 (3%)
Rowe (1963)	7	–	4	2	1 (14%)
Pennal (1973)	29	19	3	5	2 (10,5%)
Schmid (1975)	21	5	11	4	1 (5%)
Mignot (1975)	48	21	24	–	3 (6,2%)
Noble (1979)	47	19	8	16	4 (9%)

In den Tabellen 7–11 sind einige Ergebnisse von Heilerfolgen nach Kalkaneusfraktur aus der Fachliteratur ohne jeglichen Anspruch auf einen Vergleich dargestellt. Wir versuchten ferner bei unseren Nachprüfungen einen Zusammenhang zwischen dem Verhalten des Tubergelenkwinkels und den Spätergebnissen zu finden. Dabei stellte sich heraus, daß das Verhalten des Tubergelenkwinkels keinen wesentlichen prognostischen Wert hat, höchstens insofern, als bei schweren dislozierten Frakturen der Tubergelenkwinkel meist abgeflacht ist; und ihre Prognose ist natürlich schlechter als bei Frakturen ohne Dislokation.

Komplikationen, posttraumatische Beschwerden

Eine *Redislokation* des gut reponierten Bruches kam in 12 Fällen (3,76%) vor: 4 nach Bohrdrahtosteosynthese und 8 nach Schraubenosteosynthese. Die Redislokation bemerkten wir spät, sie wurde nicht korrigiert. Wir bewerteten 8 von diesen Fällen mit „befriedigend", 4 mit „schlecht". Die Ursache der Redislokationen war in jedem Fall eine fehlerhafte Anwendung der Methode.

Infolge technischer Fehler war *die Reposition* in 6 Fällen (1,6%) *nicht zufriedenstellend.* Diese wurden mit „gut" oder „befriedigend" bewertet. Geringe *Störungen der Wundheilung,* eine Inflammation in der Umgebung der Wunde, sahen wir in 10 Fällen (2,65%). In sämtlichen Fällen regredierte die Inflammation, das Metall mußte in keinem Fall wegen Suppuration entfernt werden. Es kam keine Osteomyelitis vor.

Die Beurteilung der *posttraumatischen Arthrose* ist sehr schwierig, schon deshalb, da viele Füße alter Patienten schon vor der Fraktur arthrotisch waren. Eine Arthrose nach verbliebener Stufenbildung stellten wir in 10 Fällen (2,65%) radiologisch fest, in je 5 Fällen nach Bohrdraht- und nach Schraubenosteosynthese.

Ein *Seitenplattensyndrom* entstand nach 15 Frakturen (4,0%). Nach Entfernung des Knochenkammes, der die Peronäussehnen irritierte und zur Tenosynovitis führte, hörten bei 13 Patienten die Beschwerden auf oder sie waren wesentlich vermindert.

Posttraumatischer Knick-Platt-Fuß. Dieser Zustand läßt sich nur im Vergleich mit der Gegenseite bewerten, es kann aber auch schon vor der Kalkaneusfraktur ein einseitiger Knick-Platt-Fuß unabhängig von der Gegenseite bestanden haben. Er läßt sich also nur mit Vorbehalt beurteilen. Bei 11 unserer Patienten (5,0%) fanden wir einen solchen Knick-Platt-Fuß, der wahrscheinlich auf das Ausbleiben der Valguskorrektur zurückzuführen war.

Die *Destruktion des Fersenkissens* sahen wir bei 4 Patienten (1,06%) (s. Abb. 8). Nach Anpassen einer Schaumgummieinlage besserten sich die Beschwerden.

Eine *Neuralgie* des N. peronaeus superficialis wegen Vernarbungen sahen wir in 1 Fall; nach der Neurolyse hörten die Beschwerden auf.

In 1 Fall berührte das herausstehende Ende der vom Tuber calcanei her schräg, in falscher Richtung eingeschraubten Schraube die Sehne des M. flexor hallucis und führte zur Beugekontraktur der großen Zehe. Nach Entfernen der Schraube hörten die Beschwerden auf.

Eine Inaktivitätsatrophie der Fußknochen war bei den radiologischen Kontrolluntersuchungen in mehreren Fällen zu sehen, ein *Sudeck-Syndrom* im klassischen Sinne kam aber nicht vor.

Schlußwort

Zur erfolgreichen Behandlung der Kalkaneusfraktur ist die genaue Kenntnis der Anatomie des Fußes unerläßlich. Auch die Folgen der Behandlung können nur in Kenntnis der funktionellen Anatomie richtig beurteilt werden.

Eine sinnvolle Einteilung der abwechslungsreichen Bruchformen erleichtert nicht nur die einprägsame Systematisierung der Frakturtypen, sondern sie soll auch therapeutische und prognostische Konsequenzen bieten.

Nicht jeder Frakturtyp ist „problematisch". Nur die dislozierten Frakturformen des Corpus und des Tuber calcanei führen zu Problemen bei der Therapie. Diese machen aber rund $^3/_4$ aller Kalkaneusfrakturen aus. Die nichtdislozierten Brüche und kleine Abrißfrakturen sind dagegen meistens unproblematisch.

Um eine gute Heilung zu erreichen, scheint uns die genaue Reposition der Fraktur, möglichst bis zur ursprünglichen Form des Kalkaneus, unvermeidlich. Diese Reposition stellt einige Anforderungen. Am wichtigsten ist die Beseitigung der Treppenbildung im hinteren Talokalkanealgelenk. Nur mit exakter Reposition lassen sich Spätbeschwerden vermeiden. Die Reposition soll so früh wie möglich erfolgen, noch bevor sich auf der Haut Blasen bilden. Zu einer erfolgreichen Reposition sind so große Kräfte erforderlich, daß ihre Ausführung ohne instrumentelle Hilfe, nur manuell, unvorstellbar scheint.

Große operative Eingriffe mit breitem Freilegen der Fraktur erleichtern zwar die Reposition, die Infektionsgefahr dieser Region ist aber groß. Deshalb sollte man bestrebt sein, bei der Reposition und Retention mit kleineren Eingriffen auszukommen.

Da lang zu tragende Gipsverbände Fibrosen in den umliegenden Weichteilen und Bändern nach sich ziehen, sind sie nach Möglichkeit zu vermeiden. Eine Reposition aus einem nicht zu großen Eingriff und eine zumindest bewegungsstabile Osteosynthese können eine frühfunktionelle Bewegungstherapie ermöglichen und dadurch posttraumatischen Beschwerden vorbeugen oder diese mindern.

Das hier beschriebene einfache Repositions- und Retentionsverfahren führte nach unseren Erfahrungen mit 375 Fällen zu guten Ergebnissen.

Literatur

1. Aaron DAR, Howart TW (1975) Intraarticular fractures of the calcaneus. Injury 3: 205–208
2. Aars H, Bie K (1961) Fractures of the calcaneum. Late results after treatment by Arnesen's method. Acta Chir Scand 121: 67–81
3. Ahlberg A (1941) Über die Behandlungsergebnisse bei schweren Fersenbeinbrüchen. Acta Chir Scand 84: 187–198
4. Aitken AP (1963) Fractures of the os calcis. Treatment by closed reduction. Clin Orthop 30: 67–75
5. Albanese A (1974) Ricomposizione e contenzione latero-laterale dei frammenti nelle fratture del calcagno. Minerva Chir 29: 15–31
6. Allan JH (1955) The open reduction of fractures of the os calcis. Ann Surg 141: 890–900
7. Alms M (1961) Fracture mechanics. J Bone Joint Surg [Br] 43: 162–166
8. Anthonsen W (1943) An oblique projection for roentgen examination of the talocalcanean joint, particularly regarding intraarticular fracture of the calcaneus. Acta Radiol 24: 306–310
9. Arnesen A (1958) Fracture of the os calcis and its treatment. Acta Chir Scand [Suppl] 234
10. Arnoldi CC, Linderholm H (1971) Intracalcaneal pressure in various forms of dysfunction of venous pump of the calf. Acta Chir Scand 137: 21–27
11. Babin SR, Copin G, Simon J, Keppf JF, Viadal P (1985) Etude statistique d'une série de 355 fractures thalamiques du calcanéum. Int Orthop 9: 171–179
12. Barnard L (1963) Non-operative treatment of fractures of the calcaneus. J Bone Joint Surg [Am] 45: 865–867
13. Barnard L, Odegard JK (1955) Conservative approach in the treatment of fractures of the calcaneus. J Bone Joint Surg [Am] 37: 1231–1236
14. Bartley SP (1931) Treatment of fracture of body of the os calcis. Demonstration of technique open and closed. Surg Clin North Am II: 637–648
15. Beck E (1984) Bohrdrahtosteosynthese von Fersenbeinbrüchen. Zentralbl Chir 109: 13–19
16. Belenger M, Van der Elst E (1963) A propos des fractures du calcanéum avec disjonction astragalo- calcanéenne. Acta Orthop Belg 29: 715–717
17. Belenger M, Van der Elst E, Lorthioir J (1951) Les fractures du calcanéum. Leur traitement et le traitement des séquelles. Acta Orthop Belg 17: 58–67
18. Bézes H, Mossart P, Fourquet JP (1984) Die Osteosynthese der Calcaneus Impressionsfracturen. Indicatio, Technik und Resultate bei 120 Fällen. Hefte Unfallheilkd 87: 363–368
19. Böhler L (1929) Behandlung der Fersenbeinbrüche. Arch Klin Chir 157: 723–732
20. Böhler L (1931) Diagnosis, pathology and treatment of fractures of the os calcis. J Bone Joint Surg 13: 75–89
21. Böhler L (1957) Neues zur Behandlung der Fersenbeinbrüche. Langenbecks Arch Klin Chir 287: 698–702
22. Bordeaux BD (1983) Reduction of calcaneal fractures by McRaynolds medial approach technique. Clin Orthop 177: 87–91
23. Börner M (1983) Die operative Aufrichtung von Fersenbeintrümmerbrüchen und deren Ergebnisse. Unfallchirurgie 9: 209–214
24. Bremner AE, Warrick CK (1951) Les fractures du calcanéum. Acta Orthop Belg 17: 217–219
25. Brodén B (1949) Roentgen examination of the subtaloid joint in fractures of the calcaneus. Acta Radiol 31: 85–88
26. Brown JE (1960) The sinus tarsi syndrome. Clin Orthop 18: 231–233

27. Buch J, Blauensteiner W, Vischer HM (1987) Stabilisierung der Calcaneusfractur durch percutane Bohrdrähte. Ein Versuch zur konservativen Behandlung. Hefte Unfallheilkd 200: 459
28. Burdeaux BD (1987) Calcaneus fractures: rationale for the medial approach technique of reduction. Orthopaedics 10: 177–181
29. Burghele N, Luppino T, Vaccari A (1975) Aspetti anatomaradiografici delle fratture del calcagno. Chir Organi Mov 61: 351–364
30. Burghele N (1979) The diagnosis and treatment of the mixed type of depressed fractures of the calcaneum. Int Orthop (SICOT) 2: 321–325
31. Bürkle de la Camp (1936) Zur Fersenbeinbruchbehandlung. Zentralbl Chir 16: 985–987
32. Cabot H, Binney H (1907) Fractures of os calcis and astragalus. Ann Surg 45: 51–68
33. Caffiniére JY, Mazas F de la, Seringe R (1972) Résultats du traitement fonctionnel dans les fractures articulaires du calcanéum. Rev Chir Orthop 58: 217–228
34. Carey EJ, Lance EM, Wade PA (1963) Fractures of the os calcis, treatment by early mobilisation. Clin Orthop 30: 76–89
35. Carothers R, Lyons J (1952) Early mobilisation in the treatment of os calcis fractures. Am J Surg 83: 279–280
36. Cave EF (1963) Fracture of the os calcis – the problem in general. Clin Orthop 30: 64–66
37. Champetier J, Letoublon C, Laborde Y, Durand A, Mignot P (1979) Traitement chirurgical des fractures articulaires du calcanéum: reconstruction ou opération de Stulz. (A propos de 103 cas). Rev Chir Orthop 65: 287–292
38. Champetier J, Laborde Y, Letoublon C, Yver R, Coulomb M, Vincent J (1980) Fractures articulaires du calcanéum. Intérêt des tomographies horizontales pour un diagnostic radiologique exact des lésions. J Radiol 61: 269–273
39. Chanzy M, Duclos JM, Alexandre JH (1973) La vascularisation veineuse du calcanéum. Arch Anat Pathol 21: 311–316
40. Conn HR (1935) The treatment of fractures of the os calcis. J bone Joint Surg 17: 392–405
41. Conn HR (1943) Discussion of Gallie's paper. J Bone Joint Surg [Am] 24: 736–743
42. Copf F (1978) Neue Aspekte und Therapievorschläge für die Behandlung von Kalkaneus-Frakturen. Aktuel Traumatol 8: 239–248
43. Cotton FJ (1921) Old os calcis fractures. Ann Surg 74: 294–303
44. Cotton FJ (1921) Os calcis fracture: remodelling with mallet. Surg Clin North Am 1: 917–918
45. Cotton FJ, Henderson FF (1916) Results of fractures of the os calcis. Am J Orthop Surg 14: 290–298
46. Court-Brown CM, Boot JF, Kellam JF (1986) Fracture dislocation of the calcaneus: A report of two cases. Clin Orthop Rel Des 213: 201
47. Courty A (1945) Étude sur l architecture du calcanéum. Considérations physiologiques. Conséquences chirurgicales. Rev Chir Orthop 31: 10–24
48. Crock H (1967) The blood supply of the lower limb bones in man. Livingstone, Edinburgh London
49. Cronshaw AH (1987) Campbell's operative orthopaedics, 7th edn. Mosby, St. Louis MO
50. Debrunner HU (1963) Das Sinus Tarsi Syndrom. Schweiz Med Wochenschr 93: 1660–1664
51. Deburge A, Nordin JY, Taussig G (1975) Fractures articulaires du calcanéum. Rev Chir Orthop 61: 233–248
52. Decoulx P, Soulier A, Razemon JP (1955) Intéret de la tomographie frontale dans les fractures du calcanéum. Rev Chir Orthop 41: 266–267
53. Decoulx P, Razemon JP, Ducloux M (1956) Les fractures du calcanéum à propos de 59 observations. Indications opératoires basées sur la tomographie. Acta Orthop Belg 22: 484–500
54. Destot E (1911) Traumatisme du pied et rayons X. Masson, Paris
55. Deyerle WM (1973) Long-term follow-up of fractures of the os calcis. Diagnostic peroneal synoviagram. Orthop Clin North Am 4: 213–227
56. Dick IL (1953) Primary fusion of the posterior subtalar joint in treatment of fractures of the calcaneum. J Bone Joint Surg [Br] 35: 375–380
57. Duparc J, Caffiniere JY (1970) Mécanisme, anatomopathologie classification des fractures articulaires du calcanéum. Ann Chir 24: 289–301
58. Ehalt W (1965) Unsere derzeitige Behandlung der frischen Fersenbeinbrüche. Arch Orthop Unfallchir 57: 133–136

59. Ely LW (1907) Old fracture of the tarsus (with a report of seventeen cases). Ann Surg 45: 69–89
60. Essex-Lopresti P (1952) Mechanism, reduction technique and results in fractures of the os calcis. Br J Surg 39: 395–419
61. Etschmaier H, Fabsits E, Gasoer R, Korisch G (1987) Gedeckte Reposition und Minimalosteosynthese als Mittelweg zwischen konservativer und operativer Therapie der Kalkaneusfraktur. Hefte Unfallheilkd 200: 456–457
62. Fayt P, Cailliau P (1973) Le traitement functionel des fractures du calcanéum. Ann Chir 27: 781–791
63. Fekete Gy (1967) Über die Behandlung der Fersenbeinfrakturen (in ungarisch). Magy Traumatol Orthop Helyreallito Sebesz 4: 255–260
64. Fernandez DL (1984) Transarticular fracture of the calcaneus: a technical note. Arch Orthop Unfallchir 103: 195–200
65. Fernandez DL (1985) Transarticular fractures of the calcaneus. Widening approach and technik of reposition. Helv Chir Acta 52: 25–32
66. Forgon M, Zadravecz Gy (1983) Zu den Repositions- und Retentionsproblemen der Kalkaneusfraktur. Aktuel Traumatol 13: 239–246
67. Forgon M, Zadravecz Gy (1984) Our procedure of 207 comminuted fractures of the calcaneus. SICOT World Congress Edition, London (Abstr)
68. Forgon M, Zadravecz Gy (1987) Unser Verfahren zur Behandlung der Calcaneusfractur und die Ergebnisse von 165 Fällen. Hefte Unfallheilkd 200: 455–456
69. Gallie WE (1943) Subastragalar arthrodesis in fractures of the os calcis. J Bone Joint Surg 25: 731–736
70. Ganzoni N (1985) Die conservative Behandlung der intraarticulären Fersenbeinbrüchen. Helv Chir Acta 52: 303–308
71. Garcia G, Rubio MG, Lopez VC, Bernander C (1971) Tarsaltunnel syndrome. J Bone Joint Surg [Br] 61: 123
72. Gaul JS, Greenberg BG, Calcaneus fractures involving the subtalar joint. South Med J 59: 605–613
73. Geckeler EO (1950) Comminuted fractures of the os calcis. Choice of treatment. Arch Surg 61: 469–476
74. Gehling H, Gotzen L, Schikora L (1987) Offene Reposition und interne Stabilisierung von Calcaneusimpressionsfrakturen. Hefte Unfallheilkd 200: 154–155
75. Gissane W (1947) fractures of the os calcis. J Bone Joint Surg 29: 255
76. Goff CW (1938) Fresh fractures of the os calcis. Arch Surg 36: 744–765
77. Gollasch W (1953) Zur Behandlung des frischen Fersenbeinbruches. Langenbecks Arch Klin Chir 273: 792–794
78. Gosset J (1949) Fractures du calcanéum avec enfoncement thalamique réduites par un nouveau procédé. Mem Acad Chir 75: 172–173
79. Gosset J (1953) Le traitement des fractures du calcanéum avec enfoncement thalamique. Mem Acad Chir 79: 350–356
80. Greiner W, Jonas HP, Naglitz H, Schreinlechner P, Hartenstein H (1979) Ergebnisse der konservativen Behandlung nichtreponierter Fersenbeinbrüche. Hefte Unfallheilkd 134: 177–181
81. Habekost HJ (1979) Ergebnisse nach funktioneller Behandlung der Fersenbeinfraktur in Abhängigkeit vom Frakturtyp. Aktuel Traumatol 9: 97–104
82. Hackstock H (1975) Gedeckte Spongiosaplastik bei intraartikulären Fersenbeinbrüchen – eine neue operative Behandlungsmethode. Aktuel Chir 10: 105–112
83. Hackstock H (1979) Gedeckte Spongiosaplastik bei intraartikulären Fersenbeinbrüchen, eine neue operative Behandlungsmethode. Hefte Unfallheilkd 134: 203–205
84. Hackstock H, Kolbow H (1971) Die percutane Bohrdrahtosteosynthese der intraartikulären Fersenbeinbrüche. Behandlungsergebnisse. Arch Orthop Unfallchir 71: 171–180
85. Hall MC, Pennal GF (1960) Primary subtalar arthrodesis in the treatment of severe fractures of the calcaneus. J Bone Joint Surg [Br] 42: 336–343
86. Harding D, Wadell JP (1985) Open reduction in depressed fractures of the os calcis. Clin Orthop Rel Res 199: 124
87. Harris RI (1946) Fractures of the os calcis: their treatment by tri-radiate traction and subastragal fusion. Ann Surg 124: 1082–1099

88. Harris RI (1963) Fractures of the os calcis: treatment by early subtalar arthrodesis. Clin Orthop 30: 100–110
89. Harty M (1973) Anatomic considerations in injuries of the calcaneus. Orthop Clin North Am 4: 179–183
90. Hazelett JW (1969) Open reduction of fractures of the calcaneum. Can J Surg 12: 310–317
91. Heger L, Wulf K (1985) Computed tomography of the calcaneus. Normal anatomy. AJR 145: 123–129
92. Heger L, Wulf K, Seddigi MSH (1985) Computed tomography of the calcaneal fractures. AJR 145: 131–137
93. Hendrick V (1987) Calcaneusfrakturen, die Technik der funktionellen Frakturbehandlung. Hefte Unfallheilkd 200: 417–419
94. Hermann OJ (1937) Conservative therapy for fracture of the os calcis. J Bone Joint Surg 19: 709–718
95. Hoffmann R, Müller HP (1976) Zum Stellenwert der Arthodese in der Behandlung der Kalkaneusfrakturen. Unfallmed. Berufskrankh 69: 187–191
96. Holz U (1975) Indikation zur subtalaren Arthrodese. Z Orthop 113: 681–684
97. Hörster G (1988) Spätergebnisse nach konservativer Fersenbeinbruchbehandlung. Zentralbl Chir 107: 991
98. Hörster G (1983) Die funktionelle Behandlung der Fersenbeinfraktur. Orthopäde 12: 149–157
99. Huggler AH, Giañella FV (1979) Indikation und Wertung der operativen Behandlung von Kalkaneusfrakturen. Z Orthop 117: 191–201
100. Hunt DD (1970) Compression fracture of the anterior articular surface of the calcaneus. J Bone Joint Surg [Am] 52: 1637–1642
101. Hupfauer W, Elmendorff HV (1975) Die Versorgung frischer und veralteter Fersenbeinbrüche. Z Orthop 113: 672–676
102. Hupfauer W, Goymann V (1979) Operative Behandlungsmöglichkeiten der posttraumatischen Arthrose und Fehlstellung im unteren Sprunggelenk. Hefte Unfallheilkd 134: 238–248
103. Hupfauer W, Konermann H (1979) Frakturformen, Behandlung und Ergebnisse der Kalkaneusfrakturen. Z Orthop 117: 562–565
104. Inman VI (1971) The joints of the ankle. Williams & Wilkins, Baltimore MD
105. Isbister JF (1974) Calcaneo-fibular abutment following crush fracture of the calcaneum. J Bone Joint Surg [Br] 56: 274–278
106. Isherwood J (1961) A radiological approach to the subtalar joint. J Bone Joint Surg [Br] 43: 566–574
107. Ittner G, Jaschulka R, Rizzi C, Schedel R (1987) Zur frühfunktionellen Therapie von Calcaneusfrakturen. Hefte Unfallheilkd 200: 464–465
108. Järvholm U, Körner L, Thorén O, Wilklund LM (1984) Fractures of the calcaneus. A comparison of open and closed treatment. Acta Orthop Scand 55 652
109. Jaschulka R, Ittner G, Rizzi C (1987) Spätergebnisse nach konservativer Behandlung von Calcaneusfrakturen. Hefte Unfallheilkd 200: 464–465
110. Jostkleigrewe F, Ludolph E, Sokatzy G (1987) Erreicht die operative Behandlung mehr als die konservative Behandlung bei Fersenbeinfrakturen? Hefte Unfallheilkd 200: 465
111. Judet R, Judet J, Lagrange J (1954) Traitement des fractures du calcanéum compartant une disjunction astragalo-calcanéenne. Mem Acad Chir 80: 158–160
112. Kalish SR (1975) The conservative and surgical treatment of calcaneal fractures. J Am Pediatr Assoc 65: 910–926
113. King RE (1973) Axial pin fixation of fractures of the os calcis (method or Essex-Lopresti). Orthop Clin North Am 4: 185–188
114. Kleiger B (1963) The mechanism and the roentgenographic evaluation of fracture of the tarsal bones. Clin Orthop 30: 10–19
115. Kleiger B, Mankin HJ (1961) A roentgenographic study of the development of the calcaneus by means of the posterior tangential view. J bone Joint Surg [Am]: 961–969
116. Krönlein HE, Weller S (1961) Die verschiedenen Formen der Fersenbeinfrakturen und ihre Behandlung. Arch Orthop Unfallchir 52: 614–621
117. Kuderna H (1987) Technik der konservativen Behandlung von Fersenbeinbrüchen. Hefte Unfallheilkd 200: 420–426

118. Kuhns J (1949) Changes in elastic adipose tissue of the calcaneus. J Bone Joint Surg [Am] 31: 541–547
119. Lance EM, Carey EJ jr, Wade PA (1963) Fractures of the os calcis: treatment by early mobilisation. Clin Orthop Rel Des 30: 76–90
120. Lanfranco G, Gnemmi G, Bertuzzi R (1987) Fractures of the calcaneusm: When and how to operate? Ital J Orthop Trauma 13: 333–344
121. Lange M (1952) Die Kalkaneusfraktur. Arch Orthop Unfallchir 45: 180–184
122. Lanz T, Wachsmuth W (1972) Praktische Anatomie. Springer, Berlin Heidelberg New York
123. Lanzetta A (1977) Utilisation des plaques pour fractures du calcanéum. Presse med 6: 2985–2986
124. Lanzetta A, Meani E (1978) Operative indication in fracture of the calcaneus; problems of reduction and fixation. Ital J Orthop Traumatol IV: 31–35
125. Lapidus PW (1955) Subtalar joint, its anatomy and mechanics. Bull Hosp Jt Dis 16: 179–195
126. Lapidus PW (1963) Kinesiology and mechanical anatomy of the tarsal joints. Clin Orthop 30: 20–36
127. Laughlin HL Mc (1963) Treatment of late complications after os calcis fractures. Clin Orthop 30: 111–115
128. Lenormant C, Wilmoth P (1932) Les fractures sous-thalamiques du calcanéum. Leur traitement par la réduction à ciel ouvert et la greffe osteo-périostique. J Chir 40: 1–25
129. Lenormant C, Wilmoth P, Lecoeur P (1928) A propos du traitement sanglant des fractures du calcanéum. Bull Mem Soc Nat Chir 54: 1353–1355
130. Lenormant C, Wilmoth P, Lecoeur P (1929) Fracture du calcanéum traitée par 1 opération sanglante. Bull Mem Soc Nat Chir 55: 241–242
131. Leonard MH (1955) Treatment of fractures of the os calcis. Arch Surg 141: 890
132. Leriche M (1922) Osteosynthèse primitive pour fracture par écrasement du calcanéum à sept fragments. Lyon Chir 19: 559–560
133. Leriche R (1929) Traitement chirurgical des fractures du calcanéum. Bull Mem Soc Nat Chir 55: 8–9
134. Lindsay WRN, Dewar FP (1958) Fractures of the os calcis. Am J Surg 95: 555–575
135. Lindthoudt D, Van-Lagier R (1978) Calcaneal cysts. Acta Orthop Scand 49: 310–316
136. Livio JJ (1985) traitement operatoire des fractures du calcaneum. Helv Chir Acta 52: 309–315
137. Lowrie IG, Finlay DB, Brenkol IJ, Gregg PJ (1988) Computered tomographic assessment of the subtalar joint in calcaneal fractures. J Bone Joint Surg [Br] 70: 247–250
138. Lowry M (1969) Avulsionfractures of the calcaneum. J Bone Joint Surg [Br] 51: 494–497
139. Lutz HP, Ohner M, Kirschner P (1987) Aufrichtung von Fersenbeintrümmerfrakturen mit der Fixateur-externe-Methode. Erfahrungen und Ergebnisse. Hefte Unfallheilkd 200: 451–452
140. Magnuson PB (1923) An operation for relief od disability in old fractures of the os calcis. JAMA 80: 1511–1513
141. Magnuson PB (1942) Fractures, 4th edn. Lippincott, Philadelphia
142. Manter JT (1941) Movements of the subtalar and transverse joints. Anat Rec 80: 397
143. Maxfield JE (1963) Os-calcis-fractures: treatment by open reduction. Clin Orthop 30: 91–99
144. Maxfield JE (1963) Treatment of calcaneal fractures by open reduction. J Bone Joint Surg [Am] 45: 868–871
145. Maxfield JE, Dermott F Mc, Falls W (1955) Experiences with Palmer open reduction of fractures of the calcaneus. J Bone Joint Surg [Am] 37: 99–106
146. Mazur JM, Schwartz E, Simon SR (1979) Ankle arthrodesis. Long-term follow-up with gait analysis. J Bone Joint Surg [Am] 61:964–975
147. Merle D'Aubigné R (1937) Deux cas de fractures du calcanéum traitées par boulonnage après réduction au moyen de deux broches de Kirschner. Bull Mem Soc Nat Chir 63: 784–787
148. Metz L, Voigtländer C (1974) Fersenbeinbruchbehandlung nach dem Prinzip der extremen Muskelentspannung. Zentralbl Chir 99: 107–111
149. Meyer JM, Lagier R (1977) Post-traumatic sinus tarsi syndrome. Acta Orthop Scand 48: 121–128
150. Meyer JM, Taillard W (1974) L'arthrographie de l'articulation sous astragalienne dans les syndromes douloureux posttraumatiques du tarse postérieur. Rev Chir Orthop 60: 321–330
151. Mignot P, Champetier J (1976) Resultats de la reconstruction-arthrodèse primitive du calcanéum. J Chir (Paris) 110: 61–70

152. Mlynek HJ, Riedeberger J, Harms J (1972) Operative oder konservative Behandlung der schweren Fersenbeinbrüche? Zentralbl Chir 97: 625–630
153. Morton DJ (1948) The human foot. Columbia Univ Press, New York
154. Moser KD, Wozaschek GE, Haller H, Wurdinger H, Helm H (1987) Früharthrodese des hinteren unteren Sprunggelenkes nach Fersenbeinbrüchen. Hefte Unfallheilkd 200: 466
155. Mutschler W, Bauer G, Burri C, Heuchlener T, Lob G, Mittelmaier T (1987) Ergebnisse der operativen Therapie bei intraarticulären Calcaneusfracturen. Hefte Unfallheilkd 200: 450–451
156. Muzzulini B (1975) Behandlung der Fersenbeinfrakturen mit dem Wendt-Gipsverband. Z Orthop 113: 676–677
157. Nade S, Monahan PRW (1983) Fractures of the calcaneum: a study of the long-term prognosis. Injury 4: 200–207
158. Neugebauer W, Enlert Y, Müller EM (1982) Vergleich konservativer Behandlungsmaßnahmen der Ergebnisse von Spätuntersuchungen der Kalkaneusfraktur. Z Orthop 120: 29–33
159. Noble J, Millan WM Mc (1979) Early posterior subtalar fusion in the treatment of fractures of the os calcis. J Bone Joint Surg [Br] 61: 90–93
160. Obrist J, Genelin F, Kröpfl A (1987) Die percutane Bohrdrahtfixation in der Behandlung der Fersenbeinfraktur. Hefte Unfallheilkd 200: 453–455
161. O'Connell F, Mital MA, Rowe CR (1972) Evaluation of modern management of fractures of the os calcis. Clin Orthop 83: 214–223
162. Palmer I (1948) The mechanism and treatment of fractures of the calcaneus. Open reduction with the use cancellous grafts. J Bone Joint Surg [Am] 30: 2–8
163. Parkes JC (1973) The non-reductive treatment for fractures of the os calcis. Orthop Clin North Am 4: 193–195
164. Pennal GF, Yadav MP (1973) Operative treatment of comminuted fractures of the os calcis. Orthop Clin North Am 4: 197–211
165. Plaue R, Oellers B, Salditt G (1977) Experimentelle Untersuchungen über das Frakturverhalten menschlicher Fersenbeine unter vertikalem Druck. Arch Orthop Unfallchir 88: 19–25
166. Pozo JL, Kirwan EOG, Jackson AM (1984) The long-term results of conservative management of severely displaced fractures of the calcaneus. J Bone Joint Surg [Br] 66: 386–390
167. Protheroe K (1969) Avulsion fractures of the calcaneus. J Bone Joint Surg [Br] 51: 118–122
168. Rahn G (1984) Behandlungsvariante der Kalkaneusfrakturen mit dem Fixateur Externe. Zentralbl Chir 109: 54–57
169. Regazzoni P (1987) Technik der stabilen Osteosynthese bei Kalkaneusfrakturen. Hefte Unfallheilkd 200: 432–439
170. Reich RS (1926) Subastragloid arthrodesis in the treatment of old fractures of the calcaneus. Surg Gynecol Obstet 42: 420–422
171. Reichen A, Pelet D (1975) Spätzustände nach Kalkaneusfrakturen. Helv chir Acta 42: 431–436
172. Resnick D (1974) Radiology of the talocalcaneal articulations. Radiology 111: 581–586
173. Resnick D, Georgen TG (1975) Peroneal tenography in previous calcaneal fractures. Radiology 115: 211–213
174. Reynolds Mc LS (1972) Open reduction and internal fixation of calcaneal fractures. J Bone Joint Surg [Br] 54: 176–177
175. Romash MM (1988) Calcaneal fractures: Three-dimensional treatment. Foot Ankle 8: 180
176. Rosendahl-Jensen S (1956) Fractura calcanei. Prognosis of an insurace material. Acta Chir Scand 112: 69–78
177. Ross SDK, Sowerly MRR (1985) The operative treatment of fractures of the os calcis. Clin Orthop 119: 132–143
178. Rowe CR, Sakellarides HT, Sorbie C, Freeman PA (1963) Fractures of the os calcis: long-term follow-up study of 146 patients. JAMA 184: 920–923
179. Rüedi T, Melcher GA (1987) Pro-Osteosynthese von Kalkaneusfrakturen. Hefte Unfallheilkd 200: 441–443
180. Russe OJ, Russe F (1987) Klinische-radiologische Nachuntersuchung von 149 Brüchen nach percutaner Aufrichtung und Fixation. Hefte Unfallheilkd 200: 445–448
181. Salama R, Benamara A, Weissmann SL (1976) Functional treatment of intraarticular fractures of the calcaneous. Clin Orthop 115: 236
182. Scharplatz D, Bereiter H, Huggler AH (1978) Zur operativen Behandlung von intraartikulären Kalkaneusfrakturen. Helv Chir Acta 45: 49–53

183. Scheffer JC (1975) Fractures du calcanéum. Rev Med 16: 1209–1214
184. Schellmann WD (1987) Technik der Bohrdrahtosteosynthese. Hefte Unfallheilkd 200: 426–432
185. Schlamberg EL, Davenport K (1988) Operative treatment of displaced intra-articular fractures of the calcaneus. J Trauma 28: 510
186. Schmid T (1975) Die talokalkaneare Arthrodese nach Kalkaneusfraktur. Z Orthop 113: 684–686
187. Schwartz A (1929) A propos des fractures du calcanéum. Bull Mem Soc Nat Chir 55: 148–149
188. Schweiberer L, Srivastava L (1975) Fersenbeinbruch: Konservative Behandlung. Hefte Unfallheilkd 121: 333–335
189. Schweiberer L, Srivastava S, Lindner J (1978) Ergebnisse nach funktioneller Behandlung von Fersenbeinbrüchen. Chir 103: 1125–1131
190. Seggl W, Stockenhuber K, Passler J, Fellinger M (1987) Konservativ behandelte Fersenbeinbrüche und ihre Ergebnisse. Hefte Unfallheilkd 200: 460
191. Sicard A, Mutricy H (1933) A propos du traitement chirurgical des fractures sous-thalamiques du calcanéum. J Chir 43: 374–380
192. Silver MD, Dimon SD, Spindell E, Litchman HM, Scala M (1967) Calcaneal osteotomy for varus and valgus deformities of the foot. J Bone Joint Surg [Am] 49: 232–246
193. Sirry A (1951) The pseudo-cystic triangle in the normal os calcis. Acta Radiol 36: 516–520
194. Slätis P, Kiviluato O, Santavirta S (1979) Fractures of the calcaneum. J Trauma 19: 939–943
195. Soer R (1935) Le traitement des fractures du calcanéum. J Chir Ann Soc Belg Chir 32: 225–232
196. Soeur R (1972) Les fractures du calcanéum avec déplacement du thalamus. Chirurgie 98: 701–707
197. Soeur R, Remy R (1975) Fractures of the calcaneus with displacement of the thalamic portion. J Bone Joint Surg [Br] 57: 413–421
198. Spector EE (1975) Fractures of the calcaneus. J Am Podiatr Assoc 65: 789–801
199. Staphenson JR (1987) Treatment of displaced intraarticular fractures of the calcaneus using medial and lateral approaches, internal fixation, and early motion. J Bone Joint Surg [Am] 69: 115
200. Stulz E (1956) Du traitement chirurgical des fractures par enfoncement du calcanéum. Lyon Chir 52: 388–394
201. Stulz E, Folschveiler J, Kempf I (1960) Traitement des fractures du calcanéum. Rev Chir Orthop 46: 342–347
202. Stulz E, Folschveiler J, Naett R, Kempf I (1962) Traitement des fractures thalamiques du calcanéum par reconstruction-arthrodèse. Lyon Chir 58: 635–640
203. Thompson KR (1973) Treatment of comminuted fractures of the calcaneus by triple arthrodesis. Orthop Clin North Am 4: 189
204. Thompson KR, Friesen CM (1959) Treatment of comminuted fractures of the calcaneus by primary triple arthrodesis. J Bone Joint Surg [Am] 41: 1423–1436
205. Thorén O (1964) Os calcis fractures. Acta Chir Scand [Suppl] 70
206. Trojan E (1987) Calcaneusfraktur. Anatomie, Pathogenese und Klassifikation der Calcaneusfrakturen. Hefte Unfallheilkd 200: 411–416
207. Vestand E (1968) Fractures of the calcaneum; open reduction and bone grafting. Acta Chir Scand 134: 617–625
208. Vidal FJ (1935) Zwei seltene Entstehungsarten von Fersenbeinbrüchen. Zentralbl Chir 6: 316
209. Warrick CK, Bremner AE (1953) Fractures of the calcaneum. J Bone Joint Surg [Br] 35: 33–45
210. Watson-Jones R (1982) Fractures and joint injuries. Churchill-Livingstone, Edinborough & London
211. Welz K (1984) Zum Stand der Behandlung von Kalkaneusfrakturen des Erwachsenen. Zentralbl Chir 109: 1–12
212. Wenda K, Zocholl G, Rudiger J (1987) Erweiterte Röntgendiagnostik der unteren Sprunggelenkes. Unfallchirurgie 13: 218–222
213. Wendt H (1953) Extreme Muskelentspannung in der Behandlung von Fersenbeinbrüchen. Zentralbl Chir 78: 153–160
214. Wendt H (1979) Fersenbeinbruchbehandlung nach dem Prinzip der extremen Muskelentspannung. Hefte Unfallheilkd 134: 188–194

215. Westhues H (1934) Eine neue Behandlungsmethode der Kalkaneusfraktur. Arch Orthop Unfallchir 35: 121–128
216. Westhues H (1934) Zur Behandlung der Kalkaneusfraktur. Zentralbl Chir 61: 2231–2234
217. Westhues H (1942) Über Fersenbeinbrüche. Zentralbl Chir 17: 714–721
218. Whittaker AH (1947) Treatment of fractures of the os calcis by open reduction and internal fixation. Am J Surg 74: 687–696
219. Widén A (1954) Fractures of the calcaneus. Acta Chir Scand [Suppl] 188
220. Wilmoth P, Lecoeur P (1929) Le traitement opératoire des fractures sous-thalamiques du calcanéum. J Chir 33: 781–792
221. Wilson PD (1927) Treatment of fractures of the os calcis by arthrodesis of the subastragalar joint . J Am Med Assoc 89: 1676–1683
222. Winkler H, Hochstein P, Arens W (1987) Die frühfunktionelle konservative Behandlung von Fersenbeinfrakturen. Hefte Unfallheilkd 200: 463–464
223. Wolter D, Fridrich A, Bergeest T (1987) Technik und Ergebnisse von 53 operierten Kalkaneusfrakturen. Hefte Unfallheilkd 200: 458
224. Wondrak E (1953) Indikationen zur konservativen und operativen Behandlung von Fersenbeinbrüchen. Zentralbl Chir 108: 402–405
225. Wright DG, Desai SM, Henderson WH (1964) Action of the subtalar and ankle-joint complex during the stand phases of walking. J Bone Joint Surg [Am] 46: 361–382
226. Zadravecz Gy (1978) Über die Bedeutung der Peronealsehnen in der Ausbildung der auf Kalkaneusfrakturen folgenden Beschwerden (in ungarisch). Magy Traumatol Orthop Helyreallito Sebesz 21: 95–104
227. Zadravecz Gy (1981) Biomechanik des unteren Sprunggelenkes und das Messen desselben mit Goniometer (in ungarisch). Magy Traumatol Orthop Helyreallito Sebesz 24: 304–308
228. Zadravecz Gy (1982) Die Röntgenuntersuchung des subtalaren Gelenkes (in ungarisch). Magy Traumatol Orthop Helyreallito Sebesz 25: 44–47
229. Zadravecz Gy (1985) Roentgenographic examination of the subtalar joint. Acta Chir Hung 26: 59–63
230. Zadravecz Gy, Grexa (1981) Kontrastuntersuchung der Peronealsehnen (peroneale Tenosynoviographie) (in ungarisch). Magyar Radiol 33: 103–110
231. Zadravecz Gy, Palkó A (1982) Die Röntgenuntersuchung des Kalkaneus. Die Technik der „schrägen" Aufnahmen (in ungarisch) Magyar Radiol 34: 13–20
232. Zadravecz Gy, Szekeres P (1984) Spätergebnisse unserer Behandlungsmethode der Fersenbeinfrakturen. Aktuel Traumatol 14: 218–226
233. Zayer M (1969) Fractures of the calcaneus. A review of 110 fractures. Acta Orthop Scand 40: 530–542
234. Zorn G (1960) Die Behandlung der Fersenbeinstauchungsbrüche mit dem Schraubennagel nach Bürkle de la Camp. Zentralbl. Chir 22: 1245–1252
235. Zwipp H, Tscherne H (1982) Die radiologische Diagnostik der Rotationsinstabilität im hinteren, unteren Sprunggelenk. Unfallheilkunde 85: 494–498

Sachverzeichnis